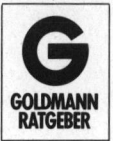

Buch

Eine wichtige Grundannahme der Bioenergetik ist das identische Funktionieren von Körper und Geist: Die inneren Vorgänge spiegeln sich im Körper des Menschen – seiner Haltung, seinen Bewegungen, seinem gesamten Ausdruck – und umgekehrt. Die Bioenergetik verbindet daher die Körperarbeit mit der Arbeit an Geist und Gefühlen, um muskuläre wie emotionale Verspannungen zu lösen, Energieblockaden aufzuheben und die vorhandenen Kräfte und Potentiale zur Lebensfreude und Lebenslust freizusetzen.
Alexander und Leslie Lowen beschreiben in diesem Buch alle Übungen und Behandlungsweisen, die sie für die Körperarbeit der Bioenergetik gemeinsam entwickelt und erprobt haben. Sie schreiben dazu: »Die Körperarbeit der Bioenergetik besteht zum einen aus einer Behandlung und zum anderen aus Übungen. Die Behandlung besteht aus Massage, Druckanwendungen und sanften Berührungen, um kontrahierte Muskeln zu entspannen. Die Übungen sollen den Zugang zu den eigenen Verspannungen ermöglichen und sie durch geeignete Bewegungen lösen. Wichtig ist zu wissen, daß jeder kontrahierte Muskel irgendeine Bewegung blockiert. Diese Übungen sind während der therapeutischen Arbeit mit Patienten im Lauf von zwanzig Jahren entwickelt worden. Sie werden in Therapiesitzungen, in Gruppen oder zu Hause gemacht.«

Autoren

Dr. med. Alexander Lowen, geboren 1910, war promovierter Jurist und in New York als Rechtsanwalt tätig, bevor er durch seine Arbeit mit Wilhelm Reich angeregt wurde, Arzt und Psychotherapeut zu werden. Er gründete 1956 das internationale Institut für Bioenergetik in New York, das er heute noch leitet und an dem auch seine Frau arbeitet. Weltweit bekannt wurde er durch zahlreiche Publikationen, Vortrags- und Ausbildungstätigkeit auch in Europa, vor allem in der Bundesrepublik, in Österreich und in der Schweiz.

Als Goldmann-Taschenbücher liegen von Alexander Lowen außerdem vor:

Liebe und Orgasmus (11356)
Lust (11367)
Angst vor dem Leben (11477)

Alexander und Leslie Lowen

Bioenergetik für Jeden

Das vollständige Übungshandbuch

Mit einem Vorwort
von Wolf Büntig (ZIST)

Goldmann Verlag

Titel der Originalausgabe: The Way to Vibrant Health
Originalverlag: Harper & Row Publishers, New York
Aus dem Amerikanischen übertragen von Helga Kraft und Peter Kirchheim
Illustrationen: Walter Skalecki
Gestaltung: Gorbach GmbH, Gauting

Der Goldmann Verlag
ist ein Unternehmen der Verlagsgruppe Bertelsmann

Made in Germany · 5/90 · 1. Auflage
Genehmigte Taschenbuchausgabe
© 1977 by Alexander & Leslie Lowen
© der deutschen Ausgabe 1979 by Peter Kirchheim Verlag, München
Umschlaggestaltung: Design Team München
Druck: Elsnerdruck, Berlin
Verlagsnummer: 13588
JJ · Herstellung: Sebastian Strohmaier
ISBN 3-442-13588-5

»Die Fähigkeit, Lust zu erleben,
ist eine Funktion des lebendigen Organismus,
das heißt der pulsierenden Lebendigkeit
unseres Körpers.«

Alexander Lowen

Inhalt

I Die Grundlagen der Bioenergetik

Einleitung: Was ist die Bioenergetik? 11

1. Vibration und Beweglichkeit 14
Übung
1. Grundübung zur Vibration und zum Kontakt mit dem Boden 18

2. Der Kontakt mit dem Boden 19
Übungen
2. Beugen der Knie 22
3. Herauslassen des Bauches 25
4. Der Bogen 26
*Wiederholung von Übung 1
Grundübung zur Vibration und zum Kontakt mit dem Boden 26*

3. Atmen 28
Übungen
5. Bauchatmung 32
A. Variante: Wiegen d. Beckens 32
B. Variante: Ausatmung 33
6. Atmen und Vibrier 33

4. Sexualität 36
Übungen
7. Hüftdrehung 41
8. Wölbung des Rückens und Wiegen des Beckens 42

5. Selbstwertgefühl und Ausdruck der eigenen Persönlichkeit 45
Übungen
9. Treten 47
10. Während des Tretens »Nein« sagen 48
11. Aufbauen d. Tretvermögens 48

6. In Kontakt sein 49
Übung
12. Rückwärtsdehnung 49

7. Warnungen und Ratschläge 54

II Die Übungen

8. Standardübungen 62
Übungen
13. Grundlegende Orientierungshaltung 62
14. Die »Lebensfreude-Dehnung« 63
Aufwärmübungen 64
15. Locker Schütteln 64
16. Langsames Springen 64
17. Seilspringen 64
18. Hin- und Herwiegen auf den Füßen 65
Stehübungen 65
19. Gewicht auf einem Bein mit gebeugtem Knie 65

Wiederholung von Übung 4 und 1
Der Bogen 67
Grundübung zur Vibration und zum Kontakt mit dem Boden 67
20. *Tiefe Kniebeuge — Hockstellung* 67
21. *Moslemgebet, Ruhestellung für*
22. *Arbeit mit den Fußgelenken* 68
tiefe Atmung 68
23. *Dehnung des Fußes* 70
24. *Dehnung der Schenkel* 70
25. *Beugen des Fußes — Rückkehr in die Hockstellung* 71
26. *Belastungsübung f. d. Beine* 71
Wiederholung von Übung 13 73
Grundlegende Orientierungshaltung 73
27. *Lockerschütteln des Beines* 74
28. *Treten mit einem Bein* 74
29. *Übung für die Fußsohlen* 75
30. *Hüpfen aus d. Hockstellung* 76
31. *Der Maultiertritt* 76
32. *Dehnung der Knie- und Oberschenkelmuskeln* 76
33. *Bärengang* 77
Arbeit an Hüfte und Becken 77
Übungen
34. *Beckenbewegung von Seite zu Seite* 78
35. *Kreisende Beckenbewegung* 79
36. *Beckenbewegung vorwärts und rückwärts* 79
37. *Beckenstoßen* 79
38. *Entenschwänzeln* 80
Arbeit mit Armen u. Schultern 81
Übungen
39. *Armschwingen* 81
40. *Schwingen beider Arme* 82
41. *Fliegen wie ein Vogel* 82
42. *Schulterrollen* 82
43. *Bleib mir vom Hals!* 82
44. *Nach vorn Boxen* 83
45. *Nach dem Boxen* 83
46. *Faustschütteln* 83
Arbeit mit Kopf und Nacken 83
Übungen
47. *Nackenstrecken* 83
48. *Nackenmassage* 84
49. *Den Kopf nach vorn schnappen lassen* 84
50. *Kopfrollen* 84
Übungen im Sitzen 85
51. *Erden im Sitzen* 85
52. *Entspannung der Taillenmuskulatur* 86
53. *Armdehnung* 87
54. *Handdehnung* 87
55. *Lockerschütteln der Hände* 88
56. *Fingerdehnung* 88
57. *Handgelenkübung* 88
58. *Schulterlockerungsübungen* 88
a. *Schulterzucken* 88
b. *Schulterrollen* 88
c. *Armstrecken* 89
d. *Schulterdehnung* 89
59. *Nackenlockerungsübungen* 89
60. *Strecken d. Nackenmuskeln* 89
61. *Augenübungen* 90
62. *Gesichtsübungen* 91
a. *Kiefer vorstrecken* 91
b. *Kiefer auf- und abbewegen* 91
c. *Kiefer seitwärts bewegen* 91
d. *Zunge herausstrecken* 91
e. *Naserümpfen* 91
f. *Augenbrauen senken u. heben* 91
g. *Mit den Lippen verlangen* 91
Übungen im Liegen 92
63. *Grundatmung* 92

64. Vibrationen in den Beinen 92
65. Lockerung der Fußgelenke 93
66. Durchbiegen des Rückens 93
67. Ausgleich des Rückenbogens 94
68. Beckenfedern 94
69. Dehnung der Schenkelinnenseiten 95

9. Ausdrucksübungen 96
Übungen
70. Fußtritte aus der Hüfte 97
71. Nach etwas verlangen 98
72. Mit den Lippen verlangen 98
73. Beinschlagen auf das Bett 99
74. Rhythmisches Beinschlagen 100
75. Hämmern mit den Armen 101
76. Tobsuchtsanfall 101
77. Mit Lippen und Armen verlangen 102
78. Fordern 103
79. Ausdruck von Zorn 103
80. Gebrauch des Tennisschlägers 104
81. Rhythmisches Schlagen 105
82. Aggression 105

10. Arbeit mit dem bioenergetischen Hocker 108
Übungen
83. Über dem Hocker liegen 109
Wiederholung der Übung 1
Grundübung zur Vibration und zum Kontakt mit dem Boden 111
84. Verschiedene Stellungen auf dem bioenergetischen Hocker 111
85. Dehnung des unteren Rückens 113
86. Beckendehnung 113
87. Vom Hocker aus treten 114
88. Druck auf die Brust 115

11. Sexuelle Übungen 116
Übungen
89. Beckenschwung od. -sprung 117
90. Dehnen und Entspannen der Innenmuskeln d. Oberschenkels 118
91. Vibration der innen Schenkelmuskulatur 119
92. Kreis oder voller Bogen 119
93. Vorwärtsschwung des Beckens 121
94. Beckenvibration 122

12. Massagetechniken 124
Übungen
95. Schulter- und Rückenmassage 126
96. Massage d. Nackenmuskeln 127
97. Erleichterung bei Verspannungskopfschmerzen 128
98. Massage für den unteren Rücken 128
99. Gesäßmassage 129
100. Fußmassage in Bauchlage 130
101. Fußmassage in Rückenlage 131
102. Rückenspaziergang 131

III Aufbau eines Regelstundenplans

13. Übungen zu Hause 137

14. Eine Übungsgruppe 140

Vorwort

Der Mensch ist Mensch von Anbeginn an. Wenn er in diese Welt geboren wird, ist er schon seit 9 Monaten Mensch. Sein Wesen, angelegt in der Erbmasse, birgt unendliche Möglichkeiten und drängt auf Entfaltung dieses ursprünglichen, schöpferischen Potentials zu einem einzigartigen Menschen. In einem begrenzenden und begrenzten Leben erschafft der Mensch als die Person, die sein Wesen verkörpert, im Tun aus dem Möglichen seine Wirklichkeit.
Im Bewußtsein für Zeit und Vergänglichkeit haben wir uns eine Wirklichkeit geschaffen, in der die Sicherung des materiellen Überlebens Vorrang hat vor der Entfaltung der Person, der Verstand vor der Vernunft, zweckdienliches Funktionieren vor sinnvollem Tun. Doch: »Was nützt es, wenn ich die ganze Welt gewönne und Schaden nähme an meiner Seele?«. Der Preis, den wir für die Weltbewältigung zahlen, ist hoch; der Schaden an unserer Seele besteht in der Spaltung unseres Lebens in eine Welt der Ideale und eine Welt der Materie. Als Idealisten üben wir Selbstlosigkeit durch Unterwerfung des Körpers und suchen die Spaltung mit Ideologien zu überbrücken; als Materialisten beuten wir unsere Körper selbst-süchtig aus und schinden und schänden ihn durch den Erwerb und den Konsum von Dingen, die wir nicht brauchen.
Unsere wahre Natur bleibt uns in beiden Fällen verborgen; wir sind uns selbst fremd geworden. Unser Wesen läßt sich jedoch auf Dauer nicht unterdrücken. Zeitlebens drängt es auf Verwirklichung. Es protestiert; durch Rastlosigkeit, Spannung, Unlust, Verwirrtheit, Depression oder körperliche Erkrankung bis hin zum Krebs legt unser auf Selbst-Entfaltung drängendes Wesen Zeugnis ab für die Möglichkeit eines sinnvollen Lebens.
Ein Versuch einer Antwort auf diesen Protest sind die verschiedenen Psychotherapiemethoden, die seit Sigmund Freud zur Heilung der Selbstentfremdung entwickelt wurden. Doch wenn sich diese Thera-

pien im Rationalen und Rationellen erschöpfen, dann lassen sie diejenigen, die einen Sinn in ihrem Leben suchen, in ihrer Tiefe (d. h. auch in den Gedärmen) unberührt. Immer öfter brechen Menschen ihre Behandlungen ab und verlassen ihre Lehrer, wenn die rein mental-verbalen Methoden sie nur in ihrem Verstand, doch nicht in ihrer Gesamtperson erreichen. Sie wollen nicht nur nach den gesellschaftlichen Normen »richtig« denken und handeln, sondern auch befriedigend fühlen und sinnvoll wirken lernen.

In den östlichen Hochkulturen seit Jahrtausenden und hier im Westen seit Ferenczi, Groddeck und vor allem seit Wilhelm Reich wurden daher Methoden entwickelt, die den Körper in den Heilungsprozeß einbeziehen. Lowens Bioenergetische Analyse und die Gestalttherapie von Perls sind solche Wege zur Überwindung der Spaltung zwischen Wahrnehmung, Fühlen, Denken und Tun, mit deren Hilfe an ihrer Entfremdung leidende Menschen in Selbsterfahrungsgruppen in oft verblüffend kurzer Zeit in ihrem Kern getroffen werden und ihrem wahren Wesen für Momente unverstellt begegnen.

Immer wieder werde ich von Teilnehmern am Ende einer Gruppe gebeten, ihnen Übungen mitzugeben, mit deren Hilfe sie die in der Gruppe gemachten Erfahrungen im Alltag am Leben erhalten und vertiefen wollen. In den 10 Jahren, die ich mit Lowens Übungen gearbeitet habe, lernte ich ihre eindeutig heilsame Wirkung auch für diejenigen kennen, die keine regelmäßige therapeutische Betreuung brauchten oder, obwohl sie sie gebraucht hätten, keine fanden. Wie groß der Bedarf an solchen Übungen ist, wird allein schon deutlich aus der Tatsache, daß die erste Auflage dieses schlicht und ehrlich und für jeden Laien verständlich geschriebenen Buches von Lowen nach 9 Monaten bereits vergriffen ist. Lowen überzeugt vor allem dadurch, daß er seine Aussagen auf jahrzehntelange Erfahrung mit Körpertherapie stützt, daß er zwischen Beobachtung und Spekulation säuberlich unterscheidet, daß er als Person in seinen Schriften spürbar wird und nichts verspricht, was der Hilfesuchende nicht in eigener Übung selbst erfahren könnte. Regelmäßiges und zwangloses Üben des Leibes mit freundlicher Aufmerksamkeit vermittelt einen neuen Zugang zur verschütteten oder zur Verdrängung mißbrauchten Lebenskraft, öffnet uns für unsere Gefühle und unterstützt die Entwicklung frischer und umfassender Wahrnehmung, differenzierten und vertieften Fühlens, wirklichkeitsbezogenen Denkens, direkten Ausdrucks und spontanen Handelns.

Das Wahrnehmen und Annehmen der im Körper eingefleischten Geschichte und der im Keim schlummernden Möglichkeiten vermittelt — im Gegensatz zum rein hirnigen Memorieren — ein wirkliches Erinnern. Was innen ist kommt nach außen, findet Ausdruck. Dadurch wächst eine Ich-Stärke, die sich auf das Selbst-Gefühl, d. h. das sinnlich wahrnehmbare Gefühl für uns selbst, stützt und unabhängiger ist von der Bestätigung von außen als unsere Selbstwertvorstellungen.

Dreierlei ist bei der Benutzung des Buches dringend zu beachten. Erstens: Das Buch ist für ihre persönliche Arbeit an sich selbst geschrieben und nicht für jene hilfsbedürftigen Helfer — in der bioenergetischen Fachsprache Psychopathen genannt —, die sich nach der Teilnahme an ein paar Selbsterfahrungsgruppen zum Gruppenleiter aufschwingen und in ihrer Ambivalenz zwischen Angst vor und Sehnsucht nach Gefühlen die Übungen dazu mißbrauchen, stellvertretend für den mangelnden eigenen Ausdruck die Emotionen anderer anzuheizen.

Zweitens: Die Übungen lösen unbekannte, sowohl verdrängte wie neue Gefühle aus, auf die wir mit Neugier und Angst reagieren. Die Neugier treibt uns, weiter zu üben. Die Angst ist nicht nur als Zeichen neurotischen Widerstandes zu werten, sondern im Sinne der Selbstregulierung auch als natürliche Abgrenzung dem bisher Fremden gegenüber. Der Übende hat in jedem Moment die Wahl, an der Angstgrenze halt zu machen, um in der Sicherheit der relativ unbefriedigenden Gewohnheiten zu verharren, oder aber im bewußten Umgang mit seiner Angst seine Grenzen zu erweitern.

Und drittens: Die Übungen allein sind eine große Hilfe gegen die »normale Depression«, die unser entfremdetes Leben fast zwangsläufig begleitet, und sie können eine wertvolle Ergänzung rein verbaler Psychoanalysen sein. Sie sind jedoch kein Ersatz für eine notwendige Psychotherapie. Die Arbeit am Körper weckt all die unerfüllten alten Sehnsüchte leiblichen Daseins nach Angenommensein, Wärme und Ge-

borgenheit, Respekt, Eigenständigkeit, Nähe, Beachtung, sinnvoller Tätigkeit etc., die wir aus Angst vor zu viel Schmerz, Wut, Ächtung, Mißachtung oder Kränkung zu verdrängen gelernt haben. Der Mensch lernt nicht aus sich selbst heraus Mensch zu sein — er braucht dazu den Menschen. Auf dem Weg zu uns selbst brauchen wir neben dem Zugang zu unserem Körper Freunde, die bereit sind, die in den Übungen aufkommenden Gefühle und freigesetzten Emotionen aufzufangen; Freunde, die zuhören, annehmen, teilnehmen und Raum geben ohne zu werten, zu urteilen oder zu interpretieren. Solche Freunde sind schwer zu finden für Menschen voll Mißtrauen, Haß und Resignation. Dann ist es notwendig, psychotherapeutische Hilfe zu finden; denn ohne emotionalen Ausdruck einem Du gegenüber ist es schwer, ein fühlendes Ich zu entwickeln. Ohne Kontakt zu diesem Du können die Übungen leicht zu jener egoistischen und auf die Dauer unbefriedigenden Schein-Unabhängigkeit mißbraucht werden, in der wir sagen: Ich brauche niemanden, ich mache mir meine schönen Gefühle selbst.

Mit diesen Einschränkungen empfehle ich aus vollem Herzen Lowens Übungen als einen Segen für alle, die an der hierzulande wie eine Seuche um sich greifenden Entfremdung leiden, ihr Selbstgefühl aufgeben und sich mit Ich-Idealen verwirren. In dem Maße, in dem wir wieder lernen, aus bewegtem Tun zu erleben, wessen wir in Wirklichkeit fähig sind, und aus gefühlter Erfahrung zu wissen, wer wir eigentlich sind, können wir uns auch mit Hilfe dieser Übungen aus unbewußten Bedingungen lösen und Zugang zu unserem Wesen, zu unserer wahren Natur finden.

»Das Gefühl von Einheit und Integrität führt zu einem natürlichen Ernst im Denken und Handeln«, schreibt Lowen. Ein derart integrierter Mensch entwickelt »grace«, zu deutsch Anmut und Gnade.

Zist, im Januar 1980
Wolf Büntig

I
Die Grundlagen der Bioenergetik

Einleitung
Was ist Bioenergetik?

Bioenergetik ist ein Weg, die Persönlichkeit vom Körper und seinen energetischen Prozessen her zu verstehen. Diese Prozesse, d. h. die Energieproduktion durch Atmung und Stoffwechsel und die Entladung der Energie in Bewegung sind die grundlegenden Vorgänge des Lebens. Wieviel Energie man hat und wie man diese Energie gebraucht, bestimmt die Art, wie man auf Lebenssituationen antwortet. Je mehr Energie man frei in Bewegung und Ausdruck umsetzen kann, desto besser kann man mit den verschiedensten Situationen umgehen.
Bioenergetik ist auch eine Therapieform. Sie verbindet Körperarbeit und Arbeit an Geist und Gefühl, um emotionale Probleme zu lösen und die vorhandenen Kräfte zur Freude und Lebenslust freizusetzen. Eine Grundannahme der Bioenergetik ist, daß Körper und Geist identisch funktionieren. D. h. was im Inneren des Menschen vorgeht, spiegelt sich im Geist und umgekehrt. Die Wechselbeziehung zwischen diesen drei Elementen: Körper, Geist und energetischen Prozessen wird am besten durch eine dialektische Formel verdeutlicht, wie sie das folgende Diagramm zeigt.

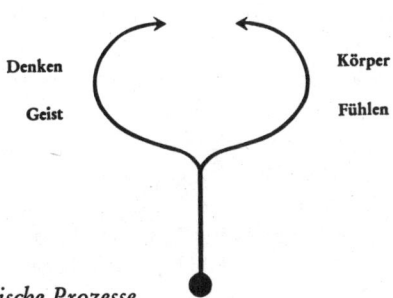

Abb. 1 Energetische Prozesse

Wie wir alle wissen, können Körper und Geist sich gegenseitig beeinflussen. Was man denkt, hat Einfluß darauf, wie man sich fühlt und umgekehrt. Dieses Zusammenspiel ist aber auf die bewußten oder oberflächlichen Aspekte der Persönlichkeit beschränkt. In tieferen Schichten, d. h. auf unbewußtem Gebiet, ist beides, Denken und Fühlen, von Energiefaktoren bestimmt. So ist es z. B. einem depressiven Menschen fast unmöglich, sich durch positive Gedanken selbst aus seiner Depression zu befreien, denn auch sein Energiepotential liegt in diesem Zustand brach: er gelangt erst aus dem depressiven Zustand heraus, wenn der Energiepegel, der zusammen mit allen anderen Lebensfunktionen in der Depression gesenkt ist, durch tiefes Atmen und eine Lösung der Gefühlsblockade angehoben wird.[1]

Die energetischen Prozesse des Organismus und die Lebendigkeit des Körpers hängen unmittelbar zusammen. Je lebendiger man ist, desto mehr Energie hat man und umgekehrt. Starrheit und chronische Anspannung setzen unsere Lebendigkeit herab und senken den Energiepegel. Unser Organismus ist zur Zeit der Geburt in seinem lebendigsten und fließendsten Zustand, im Tode werden wir völlig steif: Todesstarre. Eine gewisse Starrheit, die mit dem Alter kommt, können wir nicht vermeiden. Was wir aber vermeiden können, ist eine Steifheit, die durch chronische muskuläre Verspannungen, hervorgebracht durch ungelöste emotionale Konflikte, bedingt ist.

Jeder Stress verursacht eine Anspannung im Körper. Diese Anspannung verschwindet normalerweise sobald der Stress nachläßt. Chronische Anspannungen jedoch bestehen als muskuläre Verspannung oder unbewußte körperliche Angewohnheit weiter, nachdem die ursächliche Belastung vorbei ist.

Diese muskulären Verspannungen verringern unsere Energie, hindern unsere Motilität[2], schränken die Möglichkeiten uns selbst auszudrükken ein und stören damit unsere emotionale Gesundheit.

Um unsere volle Lebendigkeit und emotionale Balance wieder zu erlangen, müssen wir die chronischen Verspannung lösen.

Die Körperarbeit der Bioenergetik besteht zum einen aus einer Behandlung und zum anderen aus Übungen. Die Behandlung besteht aus Massage, Druckanwendungen und sanften Berührungen, um kontra-

---

[1] Siehe mein Buch »Depression and the body«, dt. »Depression« (1978)
[2] das natürliche, spontane Spielen der Muskulatur

hierte Muskeln zu entspannen. Die Übungen sollen den Zugang zu den eigenen Verspannungen ermöglichen und sie durch geeignete Bewegungen lösen. Wichtig dabei ist, zu wissen, daß jeder kontrahierte Muskel irgendeine Bewegung blockiert. Diese Übungen sind während der therapeutischen Arbeit mit Patienten im Lauf von zwanzig Jahren entwickelt worden. Sie werden in Therapiesitzungen, in Gruppen oder zu Hause gemacht. Patienten, die diese Übungen regelmäßig machen, berichten von einem positiven Einfluß auf ihre Energie, ihre Stimmung und ihre Arbeit. Die Autoren selbst üben regelmäßig, um ihr eigenes Wohlbefinden zu erhalten. Wo immer wir diese Übungen eingeführt haben, z. B. in Workshops für Fachleute, war das Echo enthusiastisch. Immer wieder werden wir nach einer Liste und Beschreibung der Übungen gefragt. Dieses Handbuch ist unsere Antwort darauf.

Wir wollen zu Beginn betonen, daß die Übungen kein Therapieersatz sein können. Sie sind nicht geeignet, tiefe emotionale Probleme zu lösen, die normalerweise professionelle Hilfe erfordern. Sehr oft sind Menschen, die nicht in Therapie waren und diese Übungen machten, zu der Einsicht gelangt, daß sie Hilfe brauchen und wollen, um an den Problemen zu arbeiten, derer sie beim Üben gewahr geworden sind. Aber ob Sie nun eine Therapie machen oder nicht, die regelmäßige Ausführung dieser Übungen wird ihre Lebendigkeit und Lebensfreude deutlich erhöhen.

Die Übungen können Ihnen helfen, mehr Selbstverständnis zu gewinnen — mit allem, was dieses Wort beinhaltet. Das geschieht 1) durch mehr Kontakt mit dem Boden, 2) durch Intensivierung der Vibration Ihres Körpers, 3) durch Vertiefung Ihrer Atmung, 4) durch Erhöhung Ihres Selbstbewußtseins und 5) durch Erweiterung Ihres Selbstausdrucks. Die Übungen können auch Ihre Figur verbessern, Ihre sexuellen Gefühle vertiefen und Ihr Selbstvertrauen erhöhen. Aber es sind Übungen, nicht zu erlernende Geschicklichkeiten, und es hängt sehr viel davon ab, was Sie daraus machen. Wenn Sie sie mechanisch ausführen, werden Sie wenig davon haben. Wenn Sie sie zwanghaft machen, wird ihr Wert verringert. Wenn Sie sie wetteifernd machen, werden Sie nichts beweisen. Wenn Sie sie aber mit Liebe und Interesse für Ihren Körper machen, werden Sie erstaunt sein, welchen Gewinn Sie daraus ziehen.

1. Vibration und Beweglichkeit

Bioenergetik ist also der lebendige Weg zu Gesundheit und der Weg zu lebendiger Gesundheit. Mit »lebendiger Gesundheit« meinen wir nicht nur das Fehlen von Krankheiten, sondern volle Lebendigkeit. Vibrierende Lebendigkeit ist wahrscheinlich der bessere Ausdruck, da Vibrieren und Pulsieren der Schlüssel zur Lebendigkeit ist. Durch diese Übungen wird die Vibration des Körpers erhöht, und damit nähert sich der Mensch dieser gesundheitlichen Qualität.
Ein gesunder Körper vibriert ständig, ob wach oder schlafend. Wenn Sie ein schlafendes Kind beobachten, werden Sie ein feines Zittern über die Oberfläche des Körpers wandern sehen. Vielleicht sehen Sie kleine Zuckungen an verschiedenen Teilen, besonders am Gesicht, aber auch an Armen und Beinen. Auch Erwachsene erleben manchmal dieses Zittern und Zucken. Ein lebendiger Körper ist in ständiger Bewegung, nur im Tode ist er wirklich ruhig. Diese innere Motilität, welche die Grundlage spontanen Agierens ist, kommt von einem Zustand innerer Erregung, die als Bewegung ständig an die Oberfläche aufsteigt. Wenn die Erregung wächst werden die Bewegungen größer, wenn sie sinkt, wird der Körper ruhiger.
Mit dem koordinierten Ansteigen der Vibrationen, entwickeln sich pulsierende Wellen, die sich im Körper ausbreiten. Diese Wellen sind uns im Schlagen des Herzens vertraut, das durch die Arterien pulsiert, und in den Wellen der peristaltischen Bewegung des Darms. Aber die pulsierenden Wellen, die in Zeiten völliger Entspannung oder intensiver Gefühle durch unseren ganzen Körper strömen, erleben wir nicht allzuoft. Während totaler Entspannung gehen Atemwellen bei jedem Ein- und Ausatmen durch unseren Körper, und in Momenten starker Emotionen werden wir von Wellen von Gefühlen überschwemmt. Ähnlich pulsierende Wellen erleben wir beim Höhepunkt des Geschlechtsverkehrs. Leider erlauben wir uns jedoch gewöhnlich nicht, uns so voll zu entspannen, so tief zu atmen oder so intensiv zu fühlen.

Vibration beruht auf einer energetischen Aufladung der Muskulatur, und entspricht der einer geladenen elektrischen Leitung. Das Fehlen von Vibration zeigt uns, daß die Stromladung oder Erregung fehlt, oder jedenfalls sehr verringert ist. Dieses Phänomen ist zu vergleichen mit einem Auto, dessen Zündung eingeschaltet ist. Beim Start fängt es an, stark zu vibrieren und geht dann in ein beständiges Brummen über. Dieses Brummen hält an, solange der Motor läuft. Wenn es aufhört, weiß man sofort, daß der Motor aufgehört hat zu laufen. An der Art der Vibration können wir den Zustand eines Autos oder eines Menschen erkennen. Wenn das Auto klappert, oder in grober Vibration rüttelt, wissen wir, daß etwas nicht stimmt. In einem menschlichen Körper sind grobe Zuckungen und Vibrationen ein Zeichen dafür, daß die Erregung oder Ladung nicht frei fließen kann. Wie Wirbel in einem Fluß anzeigen, daß Felsen oder andere Hindernisse die Gleichmäßigkeit der Strömung stören, verraten uns Zuckungen im Körper, daß der Erregungsstrom durch Muskeln fließt, die verkrampft oder in chronischer Verspannung sind. Wenn die Verspannung gelöst ist oder die Muskeln entkrampft sind, wird die Vibration feiner. Man kann sie an der Oberfläche kaum mehr wahrnehmen und innerlich doch als ein wohliges Fließen erfahren. Immerhin ist es besser zu zucken, als überhaupt nicht zu vibrieren. Dann wieder gibt es Umstände, in denen ein Körper zuckt; so, wenn er besonders intensiv erregt ist. Z. B. zittern wir vor Furcht, werden von Schluchzen geschüttelt, vibrieren vor Ärger und pulsieren vor Liebe. Egal welches Gefühl, in solchen Momenten sind wir voll lebendig.

Im Lauf der bioenergetischen Arbeit wird Ihr Körper durch die speziellen Übungen, wie sie in diesem Handbuch beschrieben sind, in einen Zustand des Vibrierens gebracht. Das Ziel ist, die Vibrationen bei Ansteigen der Erregung oder Erhöhung einer Belastung, in gleichmäßigem Strömen zu halten. Tatsächlich erhöht man die Toleranzschwelle für Erregung und Lust. Um das zu erreichen, muß das Ich ganz sicher im Körper verankert sein, sich mit ihm identifizieren und die Angst vor den unwillkürlichen Reaktionen des Körpers verlieren. Das Endresultat ist ein Mensch, dessen Bewegungen und Verhalten koordiniert und wirksam sind, d. h. der natürliche Anmut hat.

Während des Prozesses entwickelt sich eine entsprechende Veränderung in Gedanken und Einstellung. Wenn die Vibrationen den Körper voll durchströmen, fühlen Sie sich zusammenhängend und integriert, in einem Stück. Viele Patienten haben darüber gesprochen. Das Gefühl von Einheit und Integriertheit führt zu einer natürlichen Wahrhaftigkeit in Gedanken und Tat. Wenn jemand körperliche Grazie entwickelt, entwickelt sich die entsprechende psychische Einstellung. Solche Menschen sind nicht nur pulsierend lebendig, sondern von strahender Lebendigkeit.

Bioenergetische Analyse ist der Name für bioenergetische Therapie. In dieser Therapie wird dem Menschen geholfen, mit sich selbst durch seinen Körper in Kontakt zu kommen. Beim Ausführen der Übungen dieses Handbuches werden Sie anfangen zu spüren, wie Sie gewöhnlich den Erregungsfluß in Ihrem Körper behindern und blockieren, wie Sie Ihren Atem einengen, Ihre Bewegungen einschränken, und Ihren Selbst-Ausdruck vermindern, mit anderen Worten, Ihre Lebendigkeit verringern. Der analytische Teil der Therapie hilft Ihnen mittels Kindheitserfahrungen, das »Warum« der meist unbewußten Einschränkungen und Blockierungen zu verstehen. In der sicheren Atmosphäre der therapeutischen Situation bekommen Sie Hilfe und Ermutigung, Ihre unterdrückten Gefühle zu akzeptieren und auszudrücken.

Das Ziel der Therapie ist ein lebendiger Körper, fähig, die Lüste und Schmerzen, die Freuden und Sorgen des Lebens voll zu erfahren. Je lebendiger wir sind, desto mehr Erregung können wir in unserem täglichen Leben und in unserer Sexualität ertragen. Die Analyse von nicht zugegebenen Konflikten, die Befreiung unterdrückter Gefühle und die Lösung von chronischen Muskelverspannungen und Blockierungen erhöhen die Fähigkeit zur Lust in unserem Leben.

Die Lust, voll zu leben hat ihren Grund in einem vibrierenden Körper. Sie wird an der vollen pulsierenden Ausdehnung und Kontraktion des Organismus erfahren, z. B. des Blutkreislaufs, des Atems und des Verdauungssystems. Man kann den Erregungsfluß als ein Gefühl des Durchströmtwerdens empfinden. Es ist das süße schmelzende Gefühl sexuellen Verlangens, der Blitz der Intuition, der Wunsch nach Nähe und Kontakt und der Pulsschlag der Erregung. Vibrieren ist, wie wir schon gesagt haben, ein Ausdruck der unserem Organismus innewohnenden Motilität, welche für Spontaneität, Gefühlsausdruck und die internen Vorgänge verantwortlich ist. Diese angeborenen Bewegungsvorgänge sind nicht willentlich zu kontrollieren, sie sind unwillkürlich. Natürlich werden wir mit dem Älterwerden unbeweglicher, bis zum absoluten Stillesein des Todes. Aber das verfrühte Verlieren von Beweglichkeit ist krankhaft. Es geschieht, z. B. wenn wir deprimiert sind. Depression ist eine krankhafte Verringerung der vitalen Funktion des Körpers, eine Einschränkung von Motilität, Gefühlen und Antwortbereitschaft.

Zusätzlich zu diesen unwillkürlichen Bewegungen, machen wir viele willkürliche, bewußt und halbbewußt, wie laufen, reden, essen usw. In einem gesunden Erwachsenen gehen die beiden Arten von Bewegungen, willkürliche und unwillkürliche, eine feinste Übereinstimmung ein, die natürliche Anmut mit Wirksamkeit verbindet. So wollen wir alle gerne sein. Aber wirkliche Anmut kann nicht so einfach erlernt werden. In einer Modellschule lernt man sich wie ein Mannequin bewegen, nicht wie ein graziöser lebendiger Mensch. Die Pose auf dem Bild mag attraktiv wirken, aber im täglichen Leben erscheint sie steif und ungeschickt, da sie auf Kosten der spontanen Beweglichkeit erreicht wurde. Grazie kann man nur durch Erhöhen der inneren Motilität erlangen; gemischt mit Selbstwahrnehmung kommt man so zu einem hohen Maß an Selbstbeherrschung. Das Kennzeichen eines anmutigen und graziösen Menschen ist die harmonische Art, wie er sich selbst besitzt.

Eine der fundamentalsten Übungen der Bioenergetik ist zugleich auch die leichteste und einfachste. Wir benutzen sie, um die Beine zum Vibrieren zu bringen und Ihnen damit zu helfen, sie zu spüren. Es ist auch eine der wesentlichsten Übungen für den Kontakt mit dem Boden. Ohne große Vorbereitung kann diese Übung zu Vibrationen führen, aber das muß nicht sein. Jüngere Leute reagieren erfahrungsgemäß sehr schnell. Ältere dagegen, deren Körper weniger flexibel ist, werden die Vibrationen vielleicht nicht gleich erfahren. Allerdings können auch sie die Vibrationen spüren, wenn durch die anderen Übungen die Steifheiten der Flexibilität gewichen sind, der Atem vertieft, und sie energetisch aufgeladen wurden.

**Übung 1
Grundübung für Vibration und Kontakt mit dem Boden**

Stehen Sie mit etwa 30 cm Fußabstand, die Zehen ein wenig nach innen gerichtet; dadurch werden einige Gesäßmuskeln gestreckt. Beugen Sie sich nach vorne und berühren Sie mit den Fingern beider Hände den Fußboden, wie die Abb. 2 zeigt. Die Knie sind leicht gebeugt. Das Körpergewicht ruht voll auf den Füßen und nicht auf den Händen. Lassen Sie den Kopf so weit wie möglich hängen. Atmen Sie leicht und tief durch den Mund. Achten Sie darauf, daß Sie gleichmäßig weiter atmen und zwar im Moment nicht durch die Nase. Verlagern Sie Ihr Gewicht auf die Fußballen, dabei können die Fersen leicht angehoben werden. Richten Sie die Knie langsam auf, bis die langen Oberschenkelmuskeln an der Rückseite der Beine gedehnt sind. Die Knie sollten jedoch nicht völlig gerade oder gar blockiert sein. Halten Sie diese Position ungefähr eine Minute lang.

• Atmen Sie leicht oder halten Sie Ihren Atem an? Es wird keine Vibration aufkommen, wenn Sie den Atem anhalten.

• Spüren Sie ein Vibrieren in Ihren Beinen? Wenn nicht, versuchen Sie, die Knie langsam ein wenig zu beugen, und dann in die Ausgangsposition zu strecken. Machen Sie das mehrere Male, um die Muskeln ein wenig zu entspannen.

• Sind es feine Vibrationen oder holperige, geschmeidige oder ruckartige? In einigen Fällen springen Leute buchstäblich vom Boden, weil sie die Erregung nicht mehr halten können. Erging es Ihnen ähnlich? Wenn Sie das nächste Kapitel gelesen haben, werden wir Sie bitten, diese Übung noch einmal zu machen.

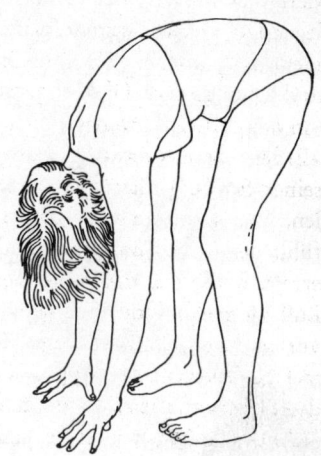

Abb. 2. Nach vorn gebeugt vibrieren

2. Der Kontakt mit dem Boden

Als Sie die Übung des vorigen Kapitels gemacht haben, haben Sie vielleicht bemerkt, daß die Vibrationen in Ihren Beinen aufkamen, wenn Sie die Füße gegen den Boden preßten. Dieser bewußte Kontakt zwischen Füßen und Boden wird in der Bioenergetik »Erden« genannt. Dies kennzeichnet den Erregungsstrom durch die Beine in die Füße und in den Boden. Dann ist die Verbindung mit dem Boden da, man »schwebt nicht über dem Boden«. Es gibt natürlich viele verschiedene Grade, wie man mit dem Boden in Verbindung sein kann, abhängig davon, wie voll die Berührung der Füße mit dem Boden ist. Geerdet sein, heißt, daß jemand mit beiden Füßen auf dem Boden steht. Das kann weiterhin heißen, daß ein Mensch weiß, wo er steht, und damit, wer er ist. Geerdet sein, heißt, daß ein Mensch seinen »Stand« hat, daß er ein »Jemand« ist. Im weiteren Sinne repräsentiert dieses Geerdetsein eines Menschen den Kontakt mit der grundlegenden Realität seiner Existenz. Er ist in der Erde verwurzelt, er identifiziert sich mit seinem Körper, er ist sich seiner Sexualität bewußt und lustorientiert. Diese Eigenschaften vermissen wir an Menschen, die »in den Lüften schweben« oder im Kopf statt in den Füßen leben.

»Erden« beinhaltet auch, daß man sich niederläßt und einläßt, d. h. seinen Schwerkraftmittelpunkt senkt, um sich der Erde näher zu fühlen. Das sofortige Resultat ist ein Gefühl erhöhter Sicherheit. Man fühlt den Boden unter sich und ein Getragenwerden. Wenn man sehr erregt wird, hat man eine Tendenz, »hoch« zu gehen oder »in die Luft zu gehen« oder sich »beflügelt« zu fühlen. Trotz eines vielleicht vorhandenen Gefühles der »Hochgehobenheit« und Erregung ist immer ein Element der Angst und Gefahr dabei, besonders der Gefahr des Herunterfallens. Es ist genau so, wie wenn man den Boden tatsächlich verläßt, wie es in einem Flugzeug geschieht. Dieses Gefühl verläßt einen erst, wenn man körperlich oder gefühlsmäßig wieder sicher »gelandet« ist.

Dieses auf dem Erdboden landen ist der Weg zu lustvollem Loslassen und zur Spannungslösung, der Weg zu sexueller Befriedigung. Jemand der Angst hat, sich loszulassen, ist in seiner Fähigkeit, sich voll der sexuellen Entladung hinzugeben, behindert und nicht in der Lage, volle orgastische Befriedigung zu erlangen. Loslassen heißt, sich fallen zu lassen, da wir uns ständig hochhalten. Wir haben Angst zu fallen, Angst zu versagen, Angst loszulassen und uns unseren Gefühlen zu überlassen.

Mabel Elsworth Todd hat in ihrem Buch »Der denkende Körper« (zum erstenmal 1937 herausgekommen) folgende Beobachtung gemacht:[1] »Der Mensch beschäftigt sich mehr und mehr mit den oberen Regionen seines Körpers, mit intellektueller Betätigung, mit der Entwicklung der Sprache und manueller Fertigkeiten. Zusammen mit falschen Vorstellungen von Gestalt und Gesundheit hat dies zu einer Verlagerung des Gefühls für die eigene Stärke von unten in die Kopfregion geführt. Mit dem Gebrauch des oberen Teils seines Körpers zu Kraftanstrengungen, hat er den kreatürlichen Gebrauch umgekehrt und somit in großem Ausmaß beides verloren, die differenzierte Sinneswahrnehmung des Tieres und auch den Zugang zu der Kraft, die in der unteren Wirbelsäule und Beckenmuskulatur verankert ist.«

Im weitesten Sinne zielt die Erdung eines Menschen darauf, ihm zu helfen, sich mehr mit seiner animalischen Natur zu identifizieren, die natürliche Sexualität mit einbezieht. Der Unterkörper ist in seinen Funktionen (Bewegung, Entleerung und Sexualität) viel tierischer als der Oberkörper (Denken, Sprechen und Manipulierung der Umwelt). Diese Funktionen sind instinkt gebundener und weniger bewußt kontrolliert. Aber wir verdanken es unserer animalischen Natur, daß uns Merkmale wie Anmut und Rhythmus innewohnen. Jede Bewegung, die frei vom unteren Teil des Körpers aus fließen kann, hat diese Eigenschaften. Wenn wir uns von der Basis weg nach oben orientieren, verlieren wir viel von unserem natürlichen Rhythmus und unserer Grazie.

Dieser Verschiebung nach oben kann durch bioenergetische Erdungsübungen entgegengewirkt werden. Wenn unser Schwerkraftzentrum

---

[1] Mabel Elsworth Todd: The Thinking Body (New York)

ins Becken rutscht, wobei die Füße als Energiestütze dienen, kann man das »Selbst« im unteren Bauch verankert spüren.
Was es bedeutet, das Zentrum im unteren Abdomen oder Bauchraum zu haben, wurde von den Orientalen längst erkannt. Die Japaner z. B. haben ein Wort: Hara, das Lebensmitte bedeutet und auch bedeutet, in der Leibesmitte sein Zentrum zu haben. Nach Graf Dürckheim ist der genaue Punkt 6 cm unter dem Bauchnabel. Von jemandem der in diesem Punkt seine Mitte gefunden hat, kann man sagen, er ist im Hara, d. h. er ist psychisch und pysisch ausgeglichen. Der ausgewogene Mensch ist ruhig und ungezwungen, alle seine Bewegungen sind mühelos und beherrscht. Graf Dürckheim schreibt:[1] »Im ausgebildeten Hara besitzt der Mensch die Kraft und die zuverlässige Präzision zu Leistungen und Taten, die auch das vollendetste Können, der härteste Wille und die gespannteste Aufmerksamkeit allein nicht zu gewährleisten vermögen. ›Vollendet gelingt nur, was mit Hara getan wird.‹«
Die Zen-Disziplinen des Bogenschießens, Blumenarrangements (Ikebana) und der Teezeremonie, sind so angelegt, daß sie dem Schüler helfen, Hara zu erlangen.
Die westlichen Menschen haben ihre Mitte meist in der oberen Hälfte des Körpers, hauptsächlich im Kopf. Wir erkennen den Kopf als Brennpunkt des Ich an, als Mittelpunkt des Bewußtseins und abgewogenen Verhaltens. Im Gegensatz dazu ist das untere Becken der Platz, wo Hara sitzt, das Zentrum für unbewußtes und instinktives Verhalten. Lassen Sie uns nach dem Vorschlag Todds sagen, daß es des Menschen animalischer Mittelpunkt ist. Wenn wir uns dann vorstellen, daß nicht mehr als 10 % unserer Bewegungen bewußt ausgeführt werden und 90 % unbewußt, wird die Wichtigkeit dieses Zentrums erst ganz offensichtlich.
Ein Vergleich macht das deutlich. Denken Sie an ein Pferd mit Reiter. Der Reiter mit seiner bewußten Kontrolle von Richtung und Geschwindigkeit, fungiert als Ich. Das Pferd stellt das untere Zentrum dar, die Stärke und die Geschicklichkeit, die den Reiter dorthin bringen, wo er hin möchte. Wenn der Reiter ohnmächtig würde, könnte das Pferd ihn in den meisten Fällen sicher nach Hause bringen. Wenn aber das

[1] **Karlfried** Dürckheim: Hara. Die Erdmitte des Menschen (1978) S. 38

Pferd zusammenbrechen sollte, wäre der Reiter praktisch hilflos. Das Beste, was er tun könnte, wäre, zu seinem Ziel zu laufen.

Der Bauch ist buchstäblich der Sitz des Lebens. Der Körper sitzt in der Beckenschale. Durch das Becken hat man Kontakt zu den Sexualorganen und Beinen. Der Mensch wird im Bauch empfangen und kommt aus dem Bauch ans Licht der Welt. Der Verlust der Verbindung mit unserem vitalen Mittelpunkt macht uns unausgewogen und führt zu Ängstlichkeit und Unsicherheit.

Es gibt zwei Gebote, deren Beachtung Ihnen helfen kann, geerdet zu werden und zu bleiben. Erstens: die Knie zu jeder Zeit elastisch halten. Wenn die Knie beim Stehen eingerastet sind, wird der ganze untere Teil des Körpers von der Hüfte abwärts starr und funktioniert dann nur noch als mechanische Stütze oder mechanisches Mittel der Fortbewegung. Das verhindert den freien Energiefluß in die untere Körperhälfte und die Identifikation mit ihr. Die Knie sind die Stoßdämpfer des Körpers. Wenn man auf jemanden von oben Druck ausübt, beugen sich die Knie und erlauben damit, daß die Kraft durch den Körper in den Boden geht. Wenn die Knie angespannt sind, wird der Druck im unteren Rücken gefangen, der damit einer Belastung ausgesetzt wird, die Rückenschmerzen verursacht. Ein guter Rat ist, immer die Knie gebeugt zu halten, wenn wir schwere Gewichte heben. Wir vergessen immer, daß wir mit unserem Körper auf psychischen Druck genauso wie auf körperlichen Druck reagieren. Wenn wir versuchen, diesem Druck mit steifen Knien zu begegnen, nehmen wir die ganze Schwere auf unseren Rücken.

Übung 2
Beugen der Knie

Stehen Sie in Ihrer üblichen Haltung, die Füße ungefähr 25 cm voneinander entfernt. Beobachten Sie, ob Ihre Knie eingerastet oder gebeugt sind, ob Ihre Füße parallel oder nach außen gerichtet sind, ob Ihr Gewicht vorn auf den Fußballen oder hinten auf den Fersen ruht. Jetzt beugen Sie Ihre Knie leicht. Richten Sie Ihre Füße parallel. Verlagern Sie Ihr Gewicht nach vorn auf die Fußballen, ohne daß Sie die Fersen vom Boden heben. Beugen Sie Ihre Knie 6 mal, richten Sie sich wieder auf und bleiben Sie dann in dieser Haltung ungefähr 30 Sekunden, atmen Sie dabei leicht.

- Fühlt sich diese Haltung unnatürlich für Sie an? Wenn ja, dann haben Sie nicht richtig gestanden.
- Fühlen Sie sich wackelig in den Beinen? Fühlen Sie sich unsicher auf ihnen?
- Haben Sie ein besseres Gefühl für Ihre Füße auf dem Boden?
- Nehmen Sie die Elastizität wahr, die Sie haben, wenn Ihre Knie nicht angespannt oder eingerastet sind?

Das zweite Gebot ist, den Bauch herauszulassen. Viele Leute haben anfangs Schwierigkeiten damit. Es widerspricht ihrer Vorstellung von richtiger Haltung und guter Figur. Sie sind unter dem Motto »Bauch rein, Brust raus, Schultern hoch« aufgewachsen. Vielleicht ist diese Haltung für einen Soldaten korrekt, der wie ein Automat funktionieren soll. Aber sie ist die personifizierte Starrheit. Sie verhindert Selbstständigkeit, Spontaneität und natürliche Sexualität. Der eingezogene Bauch erschwert die Bauchatmung und zwingt dazu, die Brust zu überdehnen, um genug Luft zu bekommen. Die dauernde Aufgeblasenheit der Brust ist mitverantwortlich für Emphyseme. Im nächsten Kapitel beschreiben wir die gesunde und richtige Atemweise näher. Wie Sie sehen werden, hängt sie von entspannter Bauchmuskulatur ab.

Wenn Sie Ihren Bauch einziehen und Ihre Schultern hochhalten, brauchen Sie eine Menge Energie, um gegen Ihren animalischen Naturgrund anzukämpfen. Und obwohl Sie sich damit müde machen, werden Sie nicht viel Erfolg haben. Wenn jemand Sie aufforderte, Ihre rechte Hand als Freiheitssymbol hochzuhalten wie die Freiheitsstatue, würden Sie ein solches Gesetz als ziemlich unnötige Mühe ansehen. Das ist für jede erzwungene oder gewollte Haltung das gleiche. Eine anstrengende Körperhaltung bedeutet Arbeit, unnötige und kostspielige Arbeit, die nur dazu dient, ein Idealbild darzustellen.

Den Bauch herauslassen, beleidigt Frauen anscheinend besonders. Für sie sieht es nachlässig und unattraktiv aus. Ihre Vorstellung von weiblicher Schönheit ist oft das Playboy-Häschen mit eingezogenem Bauch und herausstehenden Brüsten. Das soll sexuell aufregend für Männer sein. Vielleicht ist es das für einige. Für Männer, die in einer Frau mit Bauch eine Mutterfigur sehen und entweder Angst haben oder angewidert sind. Wie auch immer: Ein Bauch ist das Zeichen einer reifen Frau. Halbwüchsige Mädchen haben keinen Bauch. Ein halbwüchsiger

Junge (egal welchen Alters), nicht ein Mann, wird von einem halbwüchsigen Mädchen sexuell angezogen.

Tatsächlich schneidet der eingezogene Bauch alle sexuellen Gefühle im Becken ab, diese wohlig schmelzende Wärme, die Sex zu einem Ausdruck der Liebe macht, statt zum bloßen Akt der Entladung. Viele Frauen halten wirklich einen herausgelassenen Bauch für zu sexy. Nachlässig bedeutet locker, und locker kann ein »lockeres Mädchen« andeuten. Im viktorianischen Zeitalter trugen die Frauen ein Korsett, um ihre Sexualität einzudämmen. Man konnte sie beim besten Willen nicht als »lockere Frauen« bezeichnen. Während wir das körperliche Korsett abgelegt haben, haben wir uns ein psychisches zugelegt. Es ist viel wirksamer, da wir es nicht mehr willentlich ausziehen können.

Es gibt auch viele Männer, die etwas dagegen haben, ihren Bauch herauszulassen. Sie haben Angst, einen dicken »Wanst« zu bekommen, der zugegebenermaßen sehr unattraktiv ist. Aber wenn Sie sich Männer mit einem solchen Wanst anschauen, werden Sie sehen, daß der Bauch trotzdem nicht herausgelassen ist. Er ist sehr fest gehalten, und die Muskeln des Abdomens sind hart und verspannt. Wie ein enger Gürtel liegen Verspannungen in Höhe des Nabels und des oberen Endes des Hüftknochens, die wie ein Damm den Fluß der Erregungen und Gefühle nach unten verhindern. Die angestaute Energie sammelt sich in Form von Fett oberhalb des Dammes und produziert das Bäuchlein, das man so häufig bei mittelalterlichen Männern sieht. Mit der Zeit werden die Muskeln schwach, wodurch der Bauch ohne Halt aus dem Becken fällt. Die folgenden Bilder zeigen, wie sich der Bauch entwickelt. Auf Abb. 3 sehen Sie die natürliche und entspannte Bauchhaltung einer erwachsenen Person. Abb. 4 zeigt wie das Bäuchlein sich entwickelt hat, nachdem der Energiefluß nach unten, durch die kontrahierten Bauchmuskeln, eingedämmt wurde. Abb. 5 schließlich zeigt, wie das Bäuchlein zum Wanst wird, wenn die Abdominalmuskulatur den Druck von oben nicht mehr halten kann und ohne Spannung nachgibt. Wenn der Damm gebrochen werden kann, d. h. das Band der Verspannung gelöst wird, kann das Bäuchlein langsam verschwinden. Ich habe das bei vielen Männern beobachtet. Allerdings nur dann, wenn derjenige sich der Einengung und Verspannung bewußt wurde.

Es ist überraschend, daß die meisten Leute den Bauch nicht mehr herauslassen können. Das Einhalten ist Teil ihres Seins geworden und kann gar nicht mehr so leicht überwunden werden. Wenn sie versuchen, Ihren Bauch frei zu lassen, merken Sie, daß das nur zu einem sehr geringen Grad möglich ist. Sobald ihre Aufmerksamkeit abgelenkt wird, wird der Bauch wieder eingezogen. Dasselbe gilt für eingerastete Knie. Mit Bewußtsein kann man sie leicht elastisch halten, nur wenn man nicht mehr daran denkt, schnappen sie zurück. Solche Angewohnheiten kann man nur mit viel Übung ändern.

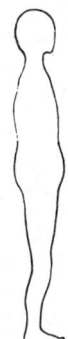 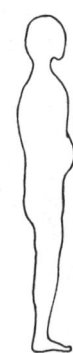 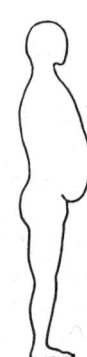

Abb. 3 Normaler Bauch   *Abb. 4 Bäuchlein*   *Abb. 5 Wanst*

Übung 3
Herauslassen des Bauches
Stehen Sie mit leicht gespreizten Beinen, so gerade wie möglich. Beugen Sie die Knie leicht an, ohne die Fersen vom Boden zu heben, verlagern Sie Ihr Gewicht auf die Fußballen. Halten Sie sich gerade, aber nicht steif, so wie auf Abb. 3. Lassen Sie den Bauch soweit wie möglich heraus, und atmen Sie eine Minute lang leicht. Der Zweck dieser Übung ist, Ihnen zu ermöglichen, die Verspannungen in Ihrem unteren Bauchraum zu spüren.

• Können Sie den Bauch herauslassen?
• Bleibt er draußen oder merken Sie, daß er sich wieder einzieht?
• Fühlen Sie sich in dieser Haltung nachlässig oder als ob Sie sich gehen ließen?
• Zittern Ihre Beine oder haben Sie Angst, daß Sie sie nicht halten können?
• Geht Ihre Atembewegung bis in

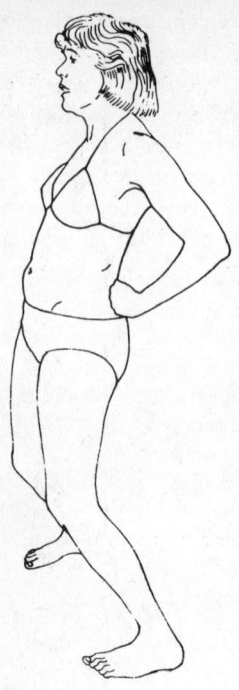

Abb. 6 Bogen

den unteren Bauchraum? Atmen Sie in Ihrem Bauch?

Übung 4
Der Bogen
Diese Übung ist der vorhergehenden sehr ähnlich. Zusätzlich wird der Körper aber belastet, um ihn für den Atem zu öffnen und mehr Spannung in die Beine zu bringen. Wenn diese Übung richtig gemacht wird, kann sie die Verspannungen lösen, die das Bäuchlein verursachen.

Eine ganz ähnliche Übung wird von Tai-Chi-Praktikern ausgeführt.
Stehen Sie mit den Füßen ungefähr 50 cm auseinander, die Zehen leicht nach innen gedreht.
Dann legen Sie beide Fäuste, die Knöchel nach oben gerichtet, auf Ihre Hüften.
Beugen Sie beide Knie soweit es Ihnen möglich ist, ohne die Fersen vom Boden zu heben. Lehnen Sie sich über Ihre Fäuste nach hinten, und bleiben Sie mit Ihrem Gewicht auf den Fußballen. Atmen Sie tief in Ihren Bauch.

- Fühlen Sie starke Spannungen im unteren Rücken? Wenn ja, ist das ein Zeichen erheblicher Verspannung in dieser Gegend.
- Spüren Sie Schmerzen oder eine Anspannung vorne in Ihren Schenkeln oder oberhalb Ihrer Knie? Wenn Sie entspannt sind, sollten Sie nur in den Knöcheln und Füßen angestrengt sein, da dort das Gewicht Ihres Körpers gehalten wird.
- Fangen Ihre Beine an zu vibrieren?
- Ist es Ihnen möglich, einen perfekten Bogen beizubehalten?
- Ist Ihr Hintern nach vorne oder hinten gestreckt? In beiden Fällen ist der Bogen unterbrochen und damit der Energiefluß in die Füße.

Wiederholung der Übung 1
Grundübung für Vibration und
Kontakt mit dem Boden
Allen Übungen, in denen Sie sich

nach hinten beugen, sei es im Bogen oder über den bioenergetischen Hocker (siehe 10. Kapitel), sollten Übungen folgen, in denen Sie sich nach vorne beugen. Das entlastet Sie nicht nur, sondern es erhöht auch Ihre Flexibilität. Es gleicht auch den Energiefluß, der in der vorigen Übung aufgebaut wurde, aus. Die Vibration in den Beinen ist eine solche Entladung.

Wiederholen Sie die erste Übung. Beugen Sie sich nach vorne und lassen Sie Ihre Fingerspitzen den Boden berühren, ohne Ihr Gewicht darauf zu verlagern. Fangen Sie mit gebeugten Knien an und richten Sie sich langsam auf, bis Sie die Vibration in den Beinen spüren. Lassen Sie die Knie dabei nicht nach hinten einrasten, das macht die Beine unbeweglich. Atmen Sie leicht und tief. Bleiben Sie ungefähr eine Minute in der Haltung.

- Fühlen Sie die Vibration in Ihren Beinen?
- Sind sie stärker als beim ersten Mal?

Kommen Sie mit leicht gebeugten Knien zum Stehen, entspannen Sie sich, wie in der ersten Übung dieser Serie, mit herausgelassenem Bauch und leicht atmend.

- Vibrieren Ihre Beine immer noch?
- Spüren Sie Ihre Füße auf dem Boden? Haben Sie mehr Kontakt mit dem Boden oder, wie wir es ausdrücken, fühlen Sie sich mehr geerdet?
- Sind Sie sich Ihrer Beine und Füße bewußter? Fühlen Sie sich mehr »hier«?

Erdung ist der Schlüssel zu bioenergetischer Arbeit. Wenn Sie gut geerdet sind, ist Ihr Körper natürlich ausbalanciert, aufrecht und fest. Ihre Energie kann frei fließen. Vielleicht bemerken Sie sogar, daß Ihre Augen klarer sind, und daß Sie besser sehen können. Erden hat sehr viel mit dem Atem zu tun, wie Sie vielleicht beim Üben gemerkt haben. Je mehr Sie sich in sich nachgeben, desto tiefer wird Ihr Atem. Trotzdem ist es wichtig, sich der Atembewegungen bewußt zu werden und zu erkennen, wie Sie sich gegen freie und volle Durchatmung »verhalten«. Das ist das Thema des nächsten Kapitels.

3. Atmen

Wesentlich für eine lebendige Gesundheit ist gutes Atmen. Durch den Atem bekommen wir den Sauerstoff, der unser Stoffwechsel-Feuer lebendig erhält, und das gibt uns die nötige Lebensenergie. Je mehr Sauerstoff wir bekommen, desto besser brennt unser Feuer, desto mehr Energie haben wir.

Die meisten Menschen sind sich der Wichtigkeit der Atmung durchaus bewußt, und deshalb konzentriert sich Bioenergetik nicht sehr stark auf Atemübungen. Wenn wir Sie bitten, sich Ihres Atems bewußt zu sein, ist es nur, um Ihnen zu helfen, auf natürliche Weise leichter und tiefer zu atmen, ohne es bewußt tun zu müssen. Unser Interesse ist mehr darauf gerichtet, Sie dazu zu bringen, daß Sie Verspannungen, die Sie vom natürlichen Atmen abhalten, spüren und lösen können. Normalerweise sollten wir uns unseres Atems gar nicht so sehr bewußt sein. Ein Tier oder ein Kleinkind atmet richtig und braucht weder Hilfe noch Anweisungen, um das zu tun. Erwachsene dagegen haben oft, durch chronische muskuläre Verspannungen gestörte Atemweisen. Diese Verspannungen stammen aus emotionalen Konflikten, die wir im Laufe des Lebens erfahren haben.

Atemübungen helfen ein wenig, aber tragen nicht dazu bei, Verspannungen auf die Dauer zu lösen und natürliche Atemweisen wiederherzustellen. Man muß den natürlichen Atem verstehen und wissen, warum er gestört ist, um zu lernen, wie man die Verspannungen lösen kann.

Natürliches und entspanntes Atmen geht (wenn man nicht gerade in großer Anstrengung oder Gefühlsbewegung ist) beim Einatmen nach unten und außen. Das Zwerchfell zieht sich zusammen und senkt sich, für die Dehnung der Lungen der Weg des geringsten Widerstandes. Der Bauchraum vergrößert sich durch die Auswärtsdehnung der Wand. Zu gleicher Zeit heben sich durch die Kontraktion des Zwerchfells, die parallel zur Kontraktion der Zwischenrippenmuskeln verläuft, die unteren Rippen. Während dieses Prozesses erweitert sich auch der Brustraum nach außen. Aber entspanntes Atmen ist hauptsächlich Bauch- und weniger Brustatmung. Bei der Bauchatmung inhaliert man ein Maximum an Luft mit einem Minimum an Aufwand. Gesunde Atmung bezieht den ganzen Körper ein. Bis zu einem gewissen Grad sind alle Muskeln beteiligt. Das gilt vor allem für die tiefen Beckenmuskeln. Diese drehen das Becken während der Einatmung leicht nach hinten und unten und während der Ausatmung nach vorne und oben. Diese Vorwärtsbewegung des Beckens wird noch durch die Kontraktion der Bauchmuskeln verstärkt. Trotzdem ist die Ausatmung ein vorwiegend passives Geschehen, wie Sie am besten spüren können, wenn Sie tief seufzen. Wir zeigen diese Beckenbewegungen in der Abb. 7, die zu einer Atemübung gehört. In dieser Übung fordern wir Sie auf, das Becken willentlich zu drehen, damit Sie die Auswirkung dieser Bewegung auf die Atmung spüren.

Atembewegungen sind wie Wellen. Die Einatmungswelle fängt tief unten im Becken an und fließt nach oben hin zum Mund. Alle die großen Hohlräume des Körpers erweitern sich beim Aufsteigen der Welle, um Luft einzusaugen. Diese Räume sind Bauch- und Brustraum, Kehle und Mundhöhle. Die Kehle ist besonders wichtig; wenn sie sich nicht öffnet, kann man nicht tief einatmen. Trotzdem ist sie bei vielen Menschen zu sehr verengt und kontrahiert, um Gefühle, und besonders Gefühle, die nach Weinen und Schreien verlangen, zu unterdrücken. Sehr oft wird in der bioenergetischen Arbeit der Atem nach einem herzhaften Weinen tiefer und leichter. Bei einem richtigen Schluchzen werden Verspannungen in der Kehle gelöst und auch der Bauch geöffnet. Die Welle des Ausatmens fängt im Mund an und fließt nach unten. Wenn sie das Becken erreicht, bewegt sich dieses, wie wir schon gesagt haben, nach vorne. Die Ausatmung führt eine Entspannung des ganzen Körpers herbei. Sie lassen die Luft ausströmen und damit alle Anspannungen. Menschen, die Angst haben, sich gehen zu lassen, haben auch Schwierigkeiten beim Ausatmen. Selbst nach einer forcierten Ausatmung bleibt die Brust noch ein wenig gebläht.

Eine überdehnte Brust ist eine Abwehr gegen Panikgefühle, die der Angst, nicht genug Luft zu bekommen, verwandt sind. Wenn ein Mensch in diesem Zustand die Luft ganz herausläßt, erlebt er eine momentane Panik, die ihn veranlaßt, sofort wieder tief Luft zu holen, und die Brust zu dehnen. Er behält in der aufgeblasenen Brust eine große Luftreserve als eine Art Sicherheitsgürtel. Er hat Angst davor, diese illusorische Sicherheit aufzugeben. Andererseits tun sich Menschen, die Angst davor haben, um etwas zu bitten, schwer, voll einzuatmen. Auch dies, nämlich die Kehle weit zu öffnen, um tief Luft zu holen, kann Panik auslösen. Als allgemeine Regel gilt daher bei diesen Übungen, den Atem nicht zu forcieren. Beobachten Sie, was Sie erreichen, ohne sich zu überanstrengen.

Ein anderes Atmungsmuster gilt, wenn das Bedürfnis nach Sauerstoff besonders dringend wird, wie z. B. bei einer anstrengenden Tätigkeit. Dabei wird die Muskulatur der Kehle mobilisiert und die ganze Brust wird aktiv in die Atembewegung miteinbezogen. Diese Atmung geschieht zusätzlich zu der vorher beschriebenen, so daß Sie jetzt mit Bauch und Brust und dadurch tiefer und voller atmen. Bei beiden Arten zu atmen bewegt sich offensichtlich die ganze Körperwand in einem, obwohl man die Atemwellen nach unten und nach oben fließen sehen kann.

Wenn ein Teil des Körpers sich entgegen der Richtung des anderen Körperteils bewegt, ist die Atmung gestört. Bei manchen Menschen wird der Bauch bei der Einatmung eingezogen, während sich die Brust erweitert. Das ist eine ziemlich ernste Störung, da man trotz der beachtlichen Anstrengung beim Dehnen des Brustkorbes nur wenig Luft bekommt: die Ausdehnung der Lunge nach unten ist blockiert. Anstelle des Ein- und Ausatmens wird nach oben und unten geatmet, mit nur geringer Erweiterung der Hohlräume. Öfter noch wird die Atembewegung auf die Taillengegend beschränkt, ohne Bauch oder Brust mit einzubeziehen. Das ist die typische flache Atmung. Manchmal bewegt sich nur der Bauch ein wenig beim Einatmen, aber die Brust bleibt starr.

Im letzten Kapitel haben wir den eingezogenen Bauch sexuellen Hemmungen zugeordnet. Aber der Bauch wird auch zusammengezogen und gehalten, um Gefühle von Traurigkeit zu unterdrücken. Wir ziehen den Bauch ein, um Tränen und Schluchzen zu kontrollieren. Wenn wir loslassen, sind wir in Gefahr, ein tiefes Weinen aus dem Bauch herauszulassen. Damit ermöglichen wir aber auch ein tiefes Bauchgelächter. Ob wir nun lachen oder weinen, es ist im Bauch, wo wir unser Leben mit Saft und Kraft erleben. Hier wird das Leben empfangen und ausgetragen. Hier beginnen unsere tiefsten Wünsche. Wenn Sie Gefühle unterdrücken wollen, halten Sie den Bauch angespannt. Aber dann müssen Sie die Tatsache akzeptieren, kein lebendiger, pulsierender Mensch zu sein. Und wenn Sie sich über innere Leere beschweren, sollten Sie sich bewußt sein, daß Sie Ihre eigene Fülle abschneiden. Tränen sind wie Regen und ein tiefes Weinen ist wie ein Gewitter, das die Luft reinigt. Weinen ist eine wesentliche Art, Verspannungen zu lösen. Jeder kann das sehen, der ein Kleinkind ansieht, wie es in Tränen ausbricht, nachdem seine Frustration eine unerträgliche Spannung erzeugt hat. Niemand braucht sich je seines Weinens zu schämen, denn gewissermaßen sind wir im Innersten alle Kinder. Wenn man den Schmerz, den wir alle im Leben erfahren haben, bedenkt, und die Frustration, der wir ständig ausgesetzt sind, dann haben wir alle gute Gründe, um zu weinen. Weinen ist so heilsam, daß ein deprimierter Mensch, der weinen kann, seine Depression sofort verliert.

Atmung hängt auch mit der Stimme zusammen. Um einen Ton zu erzeugen, muß man Luft an den Tonbändern vorbeibewegen, und solange Sie einen Ton hervorbringen, können Sie sicher sein, daß Sie atmen. Unglücklicherweise fühlen sich viele Leute zu gehemmt, um einen lauten Ton von sich zu geben. Einige sind Opfer der irrigen Meinung, daß man Kinder zwar sehen, aber nicht hören solle. Andere haben ihr Weinen und Schreien abgewürgt, weil diese Art von Ausdruck auf Abneigung bei den Eltern stieß. Das Abwürgen solcher Töne verengt die Kehle und erschwert damit das Atmen. Aus diesem Grund werden Sie in der bioenergetischen Therapie und in den Übungsgruppen oft ermutigt, Stimme und Töne während der Übungen hören zu lassen. Ein klarer Ton, der im Körper widerhallt, verursacht eine innere Vibration, ähnlich der, die wir in der Muskulatur anregen.

Es gibt noch zwei andere Gebote in der bioenergetischen Arbeit: Luft anhalten verboten. Lassen Sie sich atmen. Obwohl wir nicht wollen, daß Sie Ihren Atem erzwingen, möchten wir doch, daß Sie sich bewußt sind, wenn Sie Ihren Atem anhalten. Wenn Sie dessen gewahr werden, seufzen Sie auf. Das andere Gebot ist, Töne aus sich herauszulassen. Seufzen Sie hörbar, lassen Sie es hören. Viele Menschen sind zu ihren Problemen gekommen, weil sie als Kinder strengstens zur Ruhe angehalten wurden! Diese Unterdrückung des Rechtes zur eigenen Stimme hat vielleicht zu dem Gefühl geführt, nicht einmal in den eigenen Angelegenheiten eine Stimme zu haben.

Machen Sie jetzt einige einfache Atemübungen, damit Sie Ihre eigenen Atemweisen kennenlernen. Wenn Sie diese Übungen anstrengend oder schmerzhaft finden, erlauben Sie sich, laut zu stöhnen und zu seufzen.

Übung 5
Bauchatmung

Legen Sie sich auf den Rücken auf einen Teppich. Heben Sie Ihre Knie an. Stellen Sie die Füße flach auf, ungefähr 45 cm auseinander, die Zehen leicht nach außen zeigend. Dehnen Sie Ihren Kopf soweit nach hinten, wie es bequem geht, um Ihre Kehle zu strecken. Legen Sie beide Hände auf den Bauch, oberhalb der Scham, so daß Sie die Bauchatmungsbewegungen fühlen können. Atmen Sie ungefähr eine Minute bei offenem Mund.

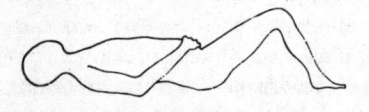

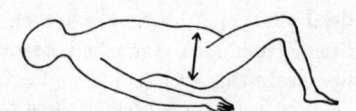

Abb. 8 Bauchatmen — Einatmung (Bauch vor, Becken zurück)

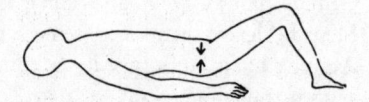

Abb. 9 Bauchatmen — Ausatmung (Bauch herein, Becken vor)

- Haben Sie gespürt, wie Ihr Bauch sich bei der Einatmung hebt und bei der Ausatmung senkt?
- Hat sich Ihr Brustkorb im Einklang mit Ihrem Bauch bewegt? Versuchen Sie, die beiden in Einklang zu bringen.
- Haben Sie eine Verfestigung in Ihrer Kehle gespürt?

Übung 5 A
Variante — Wiegen des Beckens

Bringen Sie Ihr Becken mit jeder Einatmung ein wenig in der Taille nach hinten gegen den Boden und mit jeder Ausatmung nach vorne. Siehe Abb. 8 und 9. Atmen Sie so ungefähr eine Minute.

- Haben Sie gespürt, wie die Bewegung des Beckens Ihren Atem vertiefte? Wurde die Schwingungsweite Ihrer Bauchdeckenbewegung größer?

Vielleicht entsteht durch die Atmung ein leichtes Prickeln in Ihren Händen oder anderen Teilen Ihres Körpers. Vielleicht bekommen Sie einen Krampf in den Händen. Beide Symptome sind ein Zeichen für »Überatmung«. Wenn Sie zu stark werden, hören Sie mit der Übung auf, und sie werden verschwinden. Beide sind ungefährlich, nur könnte der Krampf in Ihren Händen schmerzhaft werden.

Bei der Überatmung haben Sie mehr Luft ein- und ausgeatmet, als Sie normalerweise in einer Ruhestellung brauchen. In der Bioenergetik würden wir sagen, Ihr Körper ist zu stark aufgeladen. Nachdem Sie diese Übung eine Zeit lang gemacht haben, werden Sie merken, daß diese Atmung keine Symptome mehr hervorruft. Mit der Gewöhnung an eine tiefere Atmung, werden Sie auch nicht mehr »überladen«. Das Prickeln geht auch mit dem Aufkommen eines Gefühls weg; es wird z. B. verschwinden, wenn Sie anfangen zu weinen. Damit entladen Sie die angestaute Energie.

Übung 5 B
Variante — Ausatmung

Diese Variante soll Ihnen helfen zu spüren, wieviel Luft Sie aus der Lunge herauslassen können. Ausatmen entspricht dem »Loslassen«. Sie liegen wie in der Übung 5 und lassen mit jeder Ausatmung einen Ton zu, wie z. B. »ah«. Halten Sie den Ton so lange, wie es Ihnen möglich ist, ohne ihn zu erzwingen. Wenn er aufhört, atmen Sie leicht wieder ein und fangen von vorne an. Wiederholen Sie das ungefähr 4-5 mal. Sehen Sie zu, daß Sie den Ton jedesmal ein wenig länger halten können. Achten Sie darauf, daß Sie den Ton wirklich nicht forcieren. Mit dem Pressen des Atems oder Tons verengen Sie Ihre Kehle und rufen Spannungen hervor.

Vielleicht fängt Ihre Stimme gegen Ende des Tones an zu zittern, oder Sie fangen an zu schluchzen. Das ist ganz in Ordnung. Lassen Sie es zu und weinen Sie gründlich, falls es dazu kommt. Weinen ist für Ihre Atmung besser als jede andere Übung.

Übung 6
Atmen und vibrieren

Dies ist eine weitere Übung, die Ihnen helfen soll, spontaner zu atmen. Liegen Sie auf dem Rücken auf dem Fußboden und strecken Ihre Beine mit leicht gebeugten Knien in die Luft. Strecken Sie Ihre Fersen nach oben. Ihre Beine sollten anfangen zu vibrieren. Halten Sie diese Vibration durch das Hochstrecken der Fersen. Beobachten Sie, wie Ihr Atem tiefer wird (siehe Abb. 10).

• Fühlte sich Ihre Bauchdecke gespannt an? Konnten Sie sie loslassen? Es geht leichter, wenn Sie Ihre Pobacken am Boden halten.

• Beobachten Sie, wie Ihr Atem durch die Vibration belebt wurde. Lassen Sie nach einer Minute Ihre Beine wieder zurück auf den Boden sinken. Wie ist Ihr Atem jetzt? Beobachten Sie, wie Sie sich während der Atemübungen entspannt haben. Wann immer Sie das Bedürfnis haben, sich zu entspannen und loszulassen, machen Sie diese einfachen Übungen. Sie brauchen höchstens 5 Minuten dafür.

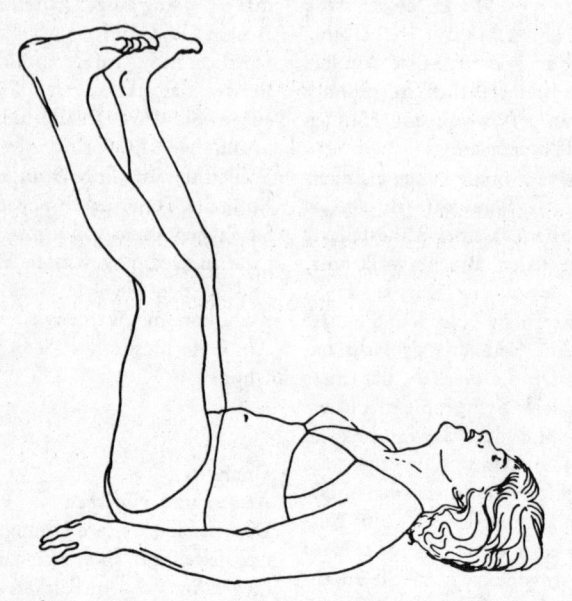

Abb. 10 Vibration mit nach oben gestreckten Beinen

Man kann die Wichtigkeit der Atmung gar nicht überbetonen. Atem und Leben sind so eng verbunden, daß der Atem als Lebensgeist empfunden wurde. Gott hat, nach Angaben der Bibel, bei der Erschaffung Adams einen Klumpen Ton genommen und Leben hineingeatmet. Die Griechen gebrauchen für Atem und Geist dasselbe Wort, nämlich pneuma. In den Yogalehren wird die vitale Kraft, die das Leben ermöglicht, prana genannt. Luft ist für den Menschen die Hauptquelle für prana. Der Yogaschüler macht besondere Übungen, um den Atem zu kontrollieren und zu regulieren, um prana zu sammeln. Diese Übungen werden pranayama genannt und sind die Grundlagen des Hatha-Yoga. Ein altes Sprichwort des Sanskrit sagt: »Atem ist Leben, und wenn Du gut atmest, wirst Du lange leben auf Erden.«[1]

Dennoch gibt es Unterschiede zwischen der Atmung im Yoga und in Bioenergetik. Wir streben keine religiösen oder mystischen Erfahrungen für Sie an, sondern wollen Ihnen helfen, lebendiger zu sein und sich Ihrer selbst und Ihrer Umgebung bewußter zu werden.

Unser Ziel ist daher natürliche Atmung, die leicht, tief und spontan ist. Sie sollen den Atem nicht machen, sondern ihn zulassen. Jede Störung der natürlichen Atmung, ist durch unbewußtes Halten oder muskuläre Verspannungen bedingt. Es kann sein, daß Sie aus Angst, schreien zu müssen, nicht voll atmen. Wenn das Ihr Problem ist, suchen Sie sich einen einsamen Platz und tun Sie es. Ein Auto auf der Autobahn ist z. B. ein ausgezeichneter Platz, um zu schreien; da kann Sie niemand hören. Schreien ist eine ganz altmodische Methode, sich zu erleichtern. Schon viktorianische alte Damen kannten sie. Sie wirkt auch heute noch Wunder.

---

[1] S. Yesudian/E. Haich: Yoga und Gesundheit

4. Sexualität

Bioenergetik wurzelt in folgendem Prinzip: Da der Organismus eine Einheit ist, ist auch Gesundheit einheitlich zu begreifen. Das heißt, daß eine Identität zwischen körperlicher und geistiger, emotionaler und sexueller Gesundheit besteht. Die Einheit des Organismus kann wie ein Kreis beschrieben werden. Jeder Aspekt seiner Gesundheit hat Bezug zu einem anderen und spiegelt seine gesamte Gesundheit.

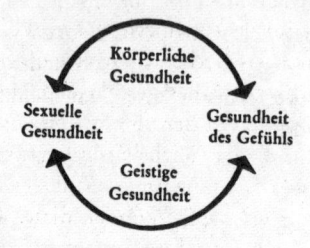

Abb. 11 Einheit des Organismus

Ein Bruch in der Einheit des Kreises an irgendeinem Punkt unterbricht die Ganzheit des Organismus und beeinträchtigt seine Gesundheit an jedem anderen Punkt. So beeinträchtigen z. B. sexuelle Ängste und Probleme einen Menschen in seiner körperlichen, geistigen und emotionalen Gesundheit. Eine Störung irgendeines anderen Aspektes würde jeweils ebenso wirken. Die Wirkung ist jedesmal umfassend. Um dieses Konzept zu verstehen, müssen wir Gesundheit als etwas Positives sehen. Körperliche Gesundheit ist mehr als nur das Fehlen von Gebrechen. Sie zeigt sich in einem schönen und graziösen Körper, ist pulsierend und lebendig und nicht nur frei von Krankheit. In einem derartigen Körper herrscht ein klarer Verstand ohne unterdrückte Konflikte. Ähnlich positiv wird emotionale Gesundheit beschrieben. Es bedeutet, im vollen Besitz seiner Fähigkeiten und der weiten Spanne seiner Gefühle zu sein. Natürlicherweise bezieht diese Definition die Sexualität mit ein und die Fähigkeit, sie voll und mit Lust zu erleben. So würden wir sexuelle Gesundheit definieren. Grundsätzlich kann pulsierende Lebendigkeit mit der Fähigkeit, Freude und Vergnügen im Leben zu finden, gleichgesetzt werden.

In einem früheren Kapitel haben wir schon erwähnt, daß Kontrolle und Einschränkung sexueller Gefühle Gründe für einen eingezogenen Bauch sind. Dieses Halten schränkt auch die Atmung ein und verringert das Gefühl für den Kontakt mit dem Boden. Wenn Sie nach lebendiger Gesundheit streben, müssen Sie das Becken für den Fluß sexueller Gefühle öffnen. Um einen Menschen einzuschätzen, ist es daher ebenso wichtig, zu sehen, wie er das Becken hält, wie die Haltung seines Kopfes.

Die häufigste Störung im Becken hat ihren Grund in einem angespannten Gesäß. Dabei wird das Becken nach vorne gezogen und der Hintern wird wie der Schwanz eines geschlagenen Hundes zwischen die Beine gezogen. Als Resultat ist der untere Rücken ziemlich gerade und die normale Kurvenform der Wirbelsäule begradigt (siehe Abb. 13). Eine Auswirkung dieser Haltungsangewohnheit ist ein angestrengter, schmerzhafter unterer Rücken. Sie können diese Verspannung fühlen, wenn Sie sich in einem harten Stuhl mit gerader Lehne zusammenrollen. Sie spüren den Druck im Rücken und Unterleib, wenn Sie das Becken nach vorne bringen. Wenn Sie dann den Hintern wieder nach hinten bringen, läßt der Druck sofort nach. In einem weichen Sessel wird das Gewicht über den ganzen Rücken und die Schenkel verteilt, so daß man die Verspannung nicht so spüren kann. Der gerade Rücken mit eingezogenem Hintern verursacht in den meisten Fällen die Schmerzen im unteren Rücken. Allerdings kann jede Art von angespanntem Becken, ob nun nach vorne oder nach hinten gekippt, zu Schmerzen in dieser Gegend führen. Da beide Haltungen schon in sich selbst ziemliche Spannungen im Rücken erzeugen, hat jede zusätzliche Belastung, ob nun körperlicher oder emotionaler Art, extreme Auswirkungen.

Die folgenden drei Abbildungen zeigen die verschiedenen Bereiche, die je nach Körperhaltung unter Spannung stehen.

Abb. 12 zeigt einen gesunden Körperaufbau. Beachten Sie, daß das Gewicht des Körpers vorne auf den Fußballen liegt. Durch das leicht nach hinten gekippte, aber locker gehaltene Becken, ist der Körper ausbalanciert. Beachten Sie auch, daß die Knie leicht gebeugt sind und so in jeder Belastungssituation als Stoßdämpfer dienen können. In dieser Haltung werden die Belastungen durch die Schwerkraft und durch alle möglichen Lebenssituationen durch die Wirbelsäule in das Becken und durch die Beckenknochen in die Hüftgelenke geleitet. Da die Beine in einer Linie mit dem Körper stehen (das wird dadurch erreicht, daß die Zehen geradeaus gerichtet werden und die Knie über dem Fußmittelpunkt sind), wird das Gewicht des Körpers und jede zusätzliche Belastung durch die Beine und Füße in den Boden geleitet. Diese Verlagerung der Belastung auf die Füße kann nur stattfinden, wenn das Becken leicht nach hinten gekippt ist.

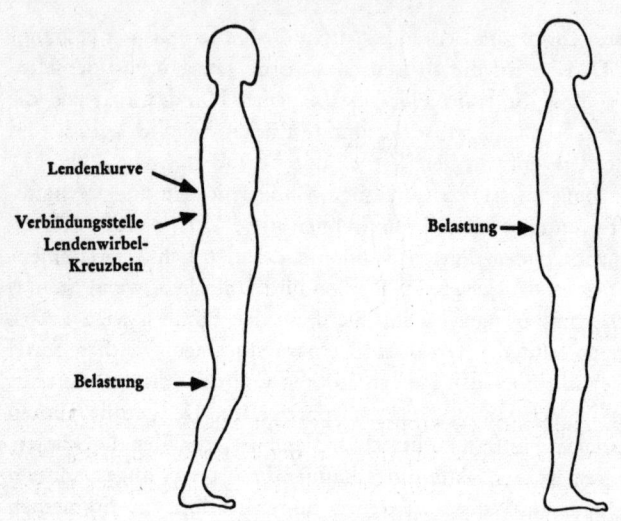

Abb. 12 Normale Belastung   *Abb. 13 Belastung des unteren Rückens*

Auf Abb. 13 konzentrieren der angespannte Hintern und die blockierten Knie die Hauptbelastung auf den unteren Rücken und disponieren ihn für Rückenschmerzen. Beachten Sie, daß das Gewicht des Körpers über den Fersen liegt. Der Körper lehnt sich in einer passiven Haltung zurück.

Auf Abb. 14 wird die Hauptbelastung im oberen Rücken getragen, wodurch ein leichter Buckel erzeugt wird. Der Kopf ist nach vorne gebeugt und die Wirbelsäule zeigt im unteren Rücken eine übertriebene Krümmung, die man Lordose (= Hohlkreuz) nennt. Man könnte von einem Menschen mit einer solchen Struktur sagen, daß er jemanden auf seinem Rücken herumträgt.

Belastung →

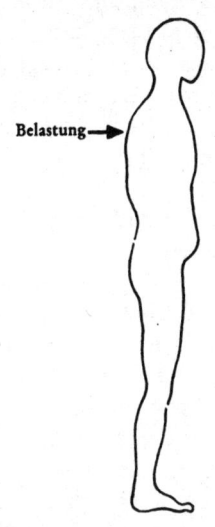

Abb. 14 Belastung des oberen Rückens

Was hat das nach hinten gekippte Becken mit Sex zu tun? Wenn das Becken nach vorne gedreht ist, ist es in der Entladungshaltung. Das heißt, daß jedes sexuelle Gefühl sofort in die Genitalien, das Organ der Entladung, fließt. Wenn das Becken dagegen locker zurückgehalten wird, ist es in einer Haltung der Aufladung. Es kann mit sexuellen Gefühlen gefüllt werden. Wir können dies leicht in Analogie zum Hahn eines Gewehres bringen. Wenn der Hahn hinten ist, ist das Gewehr jederzeit schußbereit, ist er vorne, ist es entladen. Genau so ist es mit einem Menschen oder Tier. Wenn ein Tier seinen Schwanz hochhält, ist das ein Ausdruck seines guten Mutes und innerer Erregung. Von einem Menschen in diesem Zustand könnte man sagen, er hat strah-

lende Augen und eine herausfordernde Haltung. Er oder sie ist übermütig.
Wir sprechen hier von sexuellen Gefühlen, nicht nur von genitaler Erregung. Der Bauch ist das Sammelbecken für sexuelle Gefühle. Wenn das Becken nach vorn gekippt und der Bauch eingezogen ist, geht diese Funktion größtenteils verloren. Da ein Mensch in dieser Haltung seine sexuellen Gefühle nicht mehr zusammenhalten kann, hat er nur die Wahl, entweder auszuagieren, d. h. sexuelle Befreiung zu suchen, wo immer er oder sie kann, oder, wo das nicht möglich ist, seine Gefühle abzuschneiden. Dies tut er, indem er den Atem anhält und das Becken starr macht. Das Resultat ist ein Mensch, der sexuell nicht lebendig ist und »angemacht« werden muß. Er ist nicht mit seiner sexuellen Natur verbunden.
Ein sexuell lebendiger Mensch wird durch sein frei schwingendes Becken charakterisiert. Frei schwingend bedeutet, daß es sich spontan bewegen kann, und nicht in eine Richtung gedrückt oder gedreht werden muß. Wir haben schon vorher erwähnt, daß sich das Becken spontan mit jedem Atemzug bewegt, nach vorn in der Ausatmung, nach hinten mit der Einatmung. Es bewegt sich auch leicht und frei mit jedem Schritt, den wir tun. Man muß nur einmal die eingeborenen Frauen von den karibischen oder Südsee-Inseln beobachten und den wunderbaren Schwung der Hüften sehen, mit dem sie in ihrer natürlichen Grazie schreiten. Die Männer laufen mit ähnlicher Lockerheit der Hüften, nur ist es weniger sichtbar. Im Gegensatz dazu laufen die Menschen unserer Zivilisation steif und mit angespanntem Hintern.
Die Übungen werden Sie nicht von Ihren eventuellen sexuellen Schwierigkeiten befreien. Das ist Aufgabe einer Therapie. Unterdrückte sexuelle Erinnerungen, die von der Kindheit herrühren, müssen wiedergefunden und die subtile sexuelle Beziehung, die zwischen Eltern und Kindern besteht, aufgedeckt werden. Aber diese Übungen helfen nicht nur zusammen mit der Therapie, sondern sind wesentlich für die Therapie. Es genügt nicht, jemanden von seinen sexuellen Hemmungen im Verstand zu befreien, sondern es ist genau so notwendig, die körperlichen Verspannungen zu lösen, um die Beweglichkeit des Beckens wieder zu gewinnen.
Um wirksam zu sein, muß der körperliche Ansatz den ganzen Körper

einbeziehen. Man sollte mit einigen Vibrationsübungen in den Beinen beginnen. Früher oder später werden diese sich in das Becken ausdehnen. Als nächstes ist es wichtig, das Gefühl für den Kontakt mit dem Boden zu entwickeln, da erwachsene Sexualität mit dem Gefühl für Unabhängigkeit und auf »eigenen Füßen stehen« zusammenhängt.
Der Kontakt mit dem Boden gibt Ihnen ein Gefühl der Eigenverantwortlichkeit und Reife, das Sexualität in einen verantwortlichen Ausdruck des ganzen Seins verwandelt. Und schließlich muß der Atem geöffnet und in den Bauch hinein vertieft werden, so daß die Beckenbewegungen in Einklang mit den Atemwellen kommen. Das ermöglicht dem ganzen Körper, am Orgasmus teilzunehmen.
Es ist sehr wichtig, den Hintern locker zu lassen, d. h. den Beckenboden nicht anzuspannen und den Anus nicht einzuziehen. Diese Anspannungen zeigen die Angst »los zu lassen« an, die Angst, in die Hose zu machen, wenn wir losließen. Ursprünglich kommen diese Anspannungen aus der Sauberkeitserziehung der frühen Kindheit. Beim Erwachsenen sind sie unbewußt geworden und blockieren das volle Erleben der sexuellen Entladung. In den folgenden Übungen sollen Sie den Beckenboden entspannen und den Anus herauspressen, als ob Sie zur Toilette gingen. Sie werden dabei nicht in die Hose machen, denn der innere Verschlußmuskel bleibt verschlossen. Er öffnet sich nur, wenn Exkremente da sind, die zur Entleerung drängen. Wenn Sie in dieser Hinsicht ängstlich sind, gehen Sie vorher auf die Toilette.

Übung 7
Hüftdrehung

Vielleicht wollen Sie jetzt eine einfache Übung machen, die Ihr sexuelles Reaktionsvermögen testet und Sie Ihre Beckenbodenverspannungen spüren läßt. Stehen Sie gerade, die Füße ungefähr 35 cm auseinander und parallel gestellt, die Knie leicht gebeugt und mit dem Körpergewicht auf den Fußballen. Die Schultern hängen locker, der Brustkorb ist weich und der Bauch losgelassen. Legen Sie die Hände auf die Hüften. Versuchen Sie die Hüften langsam von rechts nach links in einem Kreis zu bewegen. Diese Drehung sollte hauptsächlich das Becken, und nur minimal den Oberkörper einbeziehen.
Nach einem halb Dutzend Drehungen in der einen Richtung ändern Sie die Richtung und drehen sechsmal in die andere (siehe Abb. 15).

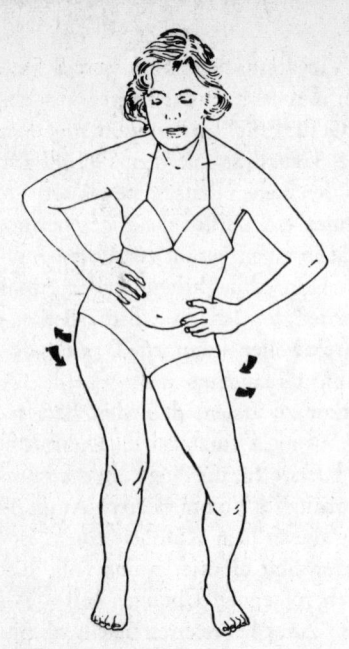

Abb. 15 Hüftschwung

• Haben Sie den Atem angehalten? Versuchen Sie, mit der Bewegung zu atmen!
• Hat sich Ihre Bauchdecke angespannt? Wenn ja, haben Sie Ihre sexuellen Gefühle abgeschnitten. Versuchen Sie, die Bauchdecke weich zu lassen.
• Konnten Sie den Anus offen halten? Und den Beckenboden entspannen? Hatten Sie diese Gegend vergessen?
• War es Ihnen möglich, die Knie gebeugt zu halten?
• War es Ihnen möglich, Ihr Gewicht auf den Füßen zu lassen oder hoben Sie sie vom Boden ab?
• Fühlten Sie Schmerzen oder Verspannungen im unteren Rücken oder in den Schenkeln? Diese Bereiche sind bei den meisten Menschen sehr verspannt.

Wir wollen noch nicht andeuten, daß Sie frei von sexuellen Verspannungen oder Problemen sind, wenn Sie diese Übungen mit Leichtigkeit machen können. Das Gegenteil allerdings würde zutreffen: Wenn Ihnen diese Übung nicht leichtfällt, haben Sie das Problem. In dieser wie in anderen Übungen ist das Wichtigste, daß Sie den Kontakt mit dem Boden halten. Wenn Sie nicht geerdet sind, fehlt dem Hüftschwung die richtige Spannung. Sie werden das einsehen, wenn Sie sich erinnern, was mit einer Gitarrensaite passiert, die frei an einem Ende hängt. Wenn man sie anzupft, bewegt sie sich zwar, aber erzeugt keinen Ton. Sie klingt nur, wenn sie an beiden Enden befestigt ist und die richtige Spannung hat.

Übung 8
Wölbung des Rückens und Wiegen des Beckens

Eine andere sexuelle Übung kann Ihnen Ihre Becken- und Rückenverspannungen bewußter machen.

Liegen Sie mit angewinkelten Knien, die Füße flach und parallel auf dem Boden. Wölben Sie den unteren Rücken auf und pressen Sie dabei den Hintern gegen den Boden. Atmen Sie, während Sie das tun, mit möglichst weit herausgestrecktem Bauch. Dann atmen Sie aus und lassen das Becken leicht nach vorn kippen, indem Sie gegen die Füße drücken, um sich ein wenig anzuheben. Als nächstes atmen Sie wieder ein und wiegen das Becken zurück, den Rücken aufwölbend und den Hintern gegen den Boden pressend. Machen Sie das ungefähr 15-20 Atemzüge lang. Atmen Sie langsam (siehe Abb. 16)

• Spannte sich Ihre Bauchdecke an, während Sie nach vorn kamen? Wenn ja, dann hoben Sie das Becken mit den Bauchmuskeln, statt mit den Füßen und Schenkeln.

• Klemmten Sie den Hintern zusammen, während Sie mit dem Becken nach vorn kamen? Wenn ja, schneiden Sie Empfindungen in Ihren Pobacken ab. Versuchen Sie, den Hintern weich zu lassen.

• Verloren Sie jemals den Kontakt mit dem Boden? Wenn Ihre Füße sich abheben, ist Ihr Becken nicht frei in seiner Bewegung.

• Fühlten Sie die Atembewegungen im Becken? Die Übereinstimmung der Atem- und Beckenbewegung ist nicht leicht zu erreichen.

• Fühlten Sie sich verlegen oder beschämt durch die sexuellen Bewegungen? Dies ist eine gute Gelegenheit, Ihre Einstellung gegenüber dem Sex herauszufinden. Bei all unserer modernen sexuellen Blasiertheit, haben die meisten Menschen dennoch ein tiefes Schamgefühl, wenn sie ihre Sexualität in den weichen wellenförmigen Bewegungen des Beckens erkennen.

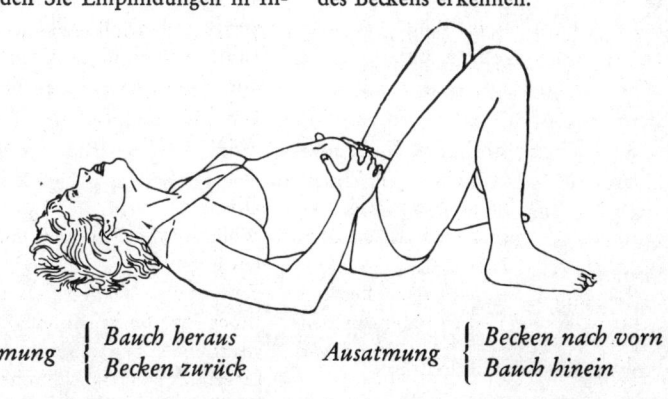

Einatmung { *Bauch heraus* / *Becken zurück* }   *Ausatmung* { *Becken nach vorn* / *Bauch hinein* }

Abb. 16 Beckenbewegung und Atmen

Wegen der weitverbreiteten verborgenen Passivität und Verspannung des Unterkörpers ist es sehr üblich, das Becken nach vorn zu drücken

oder zu ziehen, anstatt es frei in den Hüftgelenken schwingen zu lassen. Das nach vorn Ziehen des Beckens wird durch die Kontratkion der Bauchmuskeln erreicht, das Vorwärtsdrücken dagegen durch die Kontraktion des Hinterns. Beides verringert die sexuelle Erlebnisfähigkeit und blockiert die unwillkürlichen Beckenbewegungen, die auf dem Höhepunkt des Geschlechtsaktes auftreten sollten.
Wenn das Becken anfängt, sich während der Übung spontan zu bewegen, werden Sie das als sehr angenehm empfinden. Trotzdem werden Sie keinen Orgasmus haben. Die Geschlechtsorgane werden nicht erregt, es sei denn Sie stellen sich absichtlich eine sexuelle Begegnung vor. Wir empfehlen es aber nicht. Es lenkt Ihre Aufmerksamkeit ab von der Wahrnehmung des Geschehens im Becken auf Ihre Genitalien. Wenn diese Übung in einer Therapiesitzung oder in einer Übungsgruppe gemacht wird, tritt genitale Erregung nur sehr selten auf. Vielleicht fragen Sie sich trotzdem, was Sie machen sollen, wenn Sie diese Übung zu Hause machen und sexuell erregt werden. Niemand kann wohl ernsthaft etwas dagegen haben, wenn Sie in der Abgeschlossenheit Ihres Hauses masturbieren wollen. Das ist ein normales Vergnügen, das jedem hilft, Freude an seiner Sexualität zu finden. Aber es soll nicht das Ziel dieser Übung sein, genitale Gefühle zu stimulieren.
In der Bioenergetik glauben wir, daß Gefühle bewußt zurückgehalten oder ausgedrückt werden können, je nach Umständen. Ihre genitale Erregung wird sich verringern oder verschwinden, sobald Sie eine andere Übung beginnen. Gefühle *müssen* nicht ausgedrückt oder ausagiert werden. Wir sind durchaus an der Fähigkeit, unsere Gefühle auszudrücken interessiert, aber wann und wie weit wir das tun, hängt von unserer bewußten Entscheidung darüber ab, ob es in der jeweiligen Situation angebracht ist. Die Entwicklung bewußter Kontrolle ist ein entscheidender Faktor im Besitz unsererselbst.
Eines Menschen Selbstgefühl ist in seiner Sexualität verankert. Sexuelle Ängste, Schuldgefühle oder Unsicherheit, schwächen diese Verankerung und untergraben die Ichstärke. Um das Ich positiv aufzubauen, ist es unerläßlich, sexuelle Probleme aufzuarbeiten. Aber es ist gleichermaßen wichtig, direkt an den Ich-Problemen zu arbeiten, die mit dem Selbstwertgefühl und dem Ausdruck der eigenen Persönlichkeit zusammenhängen.

5. Selbstwertgefühl und Ausdruck der eigenen Persönlichkeit

Bioenergetik zielt, wie andere Therapien, darauf ab, dem Menschen ein besseres Selbstgefühl zu geben, d. h. das Gefühl für die eigene Persönlichkeit zu stärken. Das Selbst ist keine abstrakte Qualität, es ist eher die Gesamtheit und Einheit der eigenen Funktionen. Das Selbst kann nicht von der Selbstäußerung getrennt werden, da wir unsererselbst im Ausdruck gewahr werden. Dennoch ist es — im Gegensatz zur Meinung einiger — nicht nötig, dauernd bewußt zu versuchen, sich auszudrücken. Der größere und wichtigere Teil unserer Selbstdarstellung geschieht unbewußt. Anmutige Bewegungen, ein bestimmter Glanz in den Augen, die tönende Stimme, eine aus allem sprechende vibrierende Lebendigkeit drücken mehr aus als Worte oder Taten. Aber dies sind Qualitäten, die man nicht willentlich kultivieren kann. Sie sind Ausdruck körperlicher und emotionaler Gesundheit.

Wenn jemand nicht fähig ist, seine Gefühle auszudrücken, wird er empfindungslos werden und seine Vitalität wird vermindert. In der Therapie müssen wir Wege finden, uns so frei zu fühlen, daß wir fähig werden, unsere Gefühle auszudrücken. Es ist nichts Ungewöhnliches, Menschen zu begegnen, die nicht weinen können, nicht wütend werden können, die zu ängstlich sind, ihre Angst zu zeigen, die nicht auf andere zugehen oder protestieren können. Manche können zwar leicht weinen, aber ihren Ärger nicht ausdrücken, bei anderen ist es umgekehrt.

Die bioenergetischen Übungen geben Ihnen die Möglichkeit, mit dem Ausdruck Ihrer Gefühle in einer sicheren Umgebung vertraut zu werden und ihn anzuwenden. Es ist kein Encounter-Vorgang[1], denn das Ausdrücken der Gefühle ist nicht gegen andere gerichtet. Aber gerade so, wie Sie bei den jeweiligen Übungen ermutigt werden, Ihre Gefühle auszudrücken, so wird Ihnen auch geholfen, bewußte Kontrolle über Ihren Ausdruck zu gewinnen. Es ist nicht der Zweck dieser Kontrolle, die Gefühle zu verhindern oder einzuschränken, sondern

Ihren Gefühlsausdruck wirksam, angemessen und rationell einzusetzen. Ein hysterischer Ausbruch kann als Ausdruck eines Gefühles angesehen werden, ist aber oft nur Energieverschwendung und relativ unwirksam. Er ist keine wirkliche Form des Selbst-Ausdrucks, weil er gegen die bewußte Absicht der Person ausbricht. Er zeigt ein Fehlen des vollen Selbstwertgefühls an und endet oft mit einer Verminderung des Selbst.

Selbstwertgefühl kennzeichnet die Fähigkeit, einer Situation entsprechend zu reagieren. Man schießt nicht mit Kanonen auf Spatzen, und es ist genauso unangemessen, wegen einer kleinen Widrigkeit in tobende Wut zu geraten. Auch der richtige Zeitpunkt ist wichtig. Wann man handelt und wann man spricht, ist genauso entscheidend, wie was man tut oder sagt. Manche antworten zu schnell, sie sind impulsiv und es fehlt ihnen die bewußte Zurückhaltung, die einen Menschen mit Selbstwertgefühl charakterisiert. Andere reagieren zu langsam, oft lang nachdem die Situation vorbei ist. Gelassenheit beinhaltet das Wissen um den richtigen Zeitpunkt.

Wir alle bewundern Menschen mit innerer Ausgeglichenheit. Sie sind jederzeit bereit zu handeln, und haben sich unter Kontrolle. Gelassenheit und innere Ausgeglichenheit sind andere Worte für Selbstwertgefühl, für das feine Zusammenspiel von Gefühl und Handeln, von unwillkürlichen oder spontanen Bewegungen und willkürlichen oder beabsichtigten Bewegungen, von Ich und Körper.

Die Koordination aller Ausdrucksbewegungen erhöht die Gelassenheit. Wenn man eine Bewegung macht, sollte sie den ganzen Körper einbeziehen, egal wie klein oder wie groß die Bewegung ist. Solange irgendein Teil des Körpers nicht in einem gewissen Ausmaß an der Bewegung teilnimmt, ist man unkoordiniert und spürt die fehlende Gelassenheit. Wir schlagen Ihnen jetzt eine Übung vor, die Ihnen helfen soll, den Grad Ihres Selbstwertgefühles und Ihrer Ausdrucksfähigkeit abzuschätzen. Es ist das Treten. Es drückt die Idee des Protests aus. Es bezieht auch den Unterkörper mit ein, der bei so vielen Leuten passiv bleibt. Falls Sie Schwierigkeiten haben, sich damit zu identifizieren, denken Sie an eine Ungerechtigkeit, die Ihnen widerfahren ist. Jeder in unserem Kulturkreis hat etwas, was er treten kann.

Übung 9
Treten

Legen Sie sich auf ein Bett, vorzugsweise mit einer Schaumgummimatratze und ohne Fußbett. Oder benutzen Sie eine Schaumgummimatratze auf dem Fußboden. Strecken Sie beide Beine aus. Halten Sie sie locker und fangen Sie an, mit ausgestreckten, aber nicht starren Knien, rhythmisch hinauf und hinunter zu treten. Ihre Fußgelenke sollten locker sein und der Aufschlag mit Fersen und Waden landen. Treten Sie am Anfang leicht, und verstärken Sie dann gleichmäßig Kraft und Geschwindigkeit Ihrer Bewegung. Zum Schluß halten Sie sich seitlich an der Matratze fest und treten mit aller Kraft und so schnell Sie können. Dieses Treten ist wie das Knallen einer Peitsche. Wenn Sie koordiniert sind, wird Ihr Kopf mit jedem Treten auf und ab gehen. Wenn Sie Angst haben, loszulassen (Ihren Kopf), sind Ihre Bewegungen mechanisch (siehe Abb 17).

• Haben Sie abrupt aufgehört oder die Bewegung ausklingen lassen? Das abrupte Halten ist wie ein plötzliches Treten der Bremse und weist darauf hin, daß Sie Angst davor haben, die Bewegungen zu ihrem natürlichen Ende kommen zu lassen.

• Hatten Sie Ihre Knie gebeugt, so daß der Aufschlag nur mit den Fersen stattfand? Diese Art sich zu bebewegen, käme von einer übergroßen Anspannung der Kniesehne.

• Natürlich waren Sie am Ende außer Atem. Die Übung ist ziemlich gewaltsam. Machte es Ihnen Angst, atemlos zu werden? Waren Sie zum Schluß schwindlig? Wenn Sie normal weiteratmen, werden Angst und Schwindel vergehen.

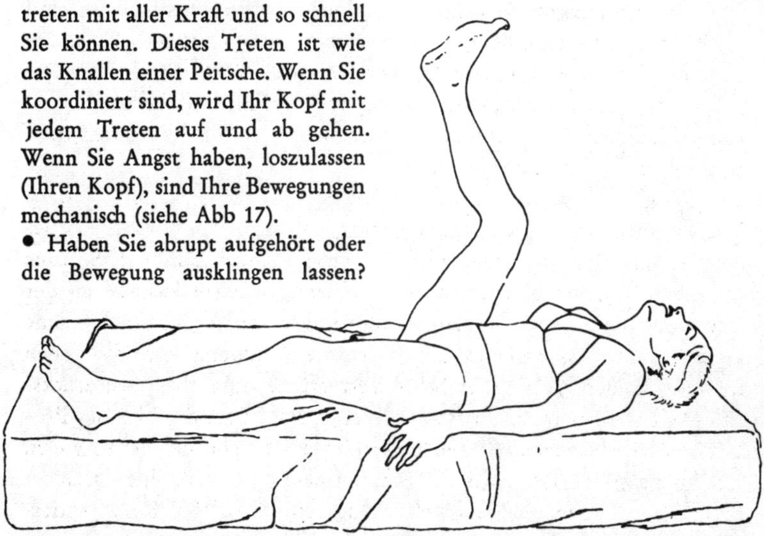

Abb. 17 Beinschlag

Übung 10
Während des Tretens »Nein« sagen
Um die Übung noch kraftvoller zu machen, sagen Sie »Nein« während des Tretens. Das »Nein« sollte so lange wie möglich gehalten werden und mehrere Male während der Übung wiederholt werden. Dieses Treten drückt starken Protest aus.
- War Ihre Stimme stark und voll, oder schwach und zögernd?
- Sie müssen mehr Aufmerksamkeit auf den Ablauf wenden, wenn Sie Ihre Stimme gebrauchen. War die Übung dadurch schwieriger für Sie?
- Erschreckte Sie der Ton Ihrer Stimme?
- Wann haben Sie das letzte Mal auf diese Weise getreten?

Wenn diese Übung Sie verwirrt, wiederholen Sie sie nicht sofort. Dann ist sie zu stark für Sie. Bauen Sie sie auf! Entwickeln Sie einen besseren Ablauf durch regelmäßiges Üben. Wir empfehlen Ihnen, diese Übung mit der Betonung auf Rhythmus und Lockerheit der Bewegung immer wieder auszuführen.

Übung 11
Aufbauen des Tretvermögens
Machen Sie dieselbe Übung ohne Stimme und mit mäßiger Intensität. Treten Sie das Bett 50 mal und achten Sie darauf, wie glatt und rhythmisch Ihre Bewegungen sind.

Falls Ihre Beine müde oder falls Sie atemlos werden, bevor Sie 50 mal getreten haben (jeder Beinschlag zählt als einmal), fangen Sie mit 25 oder 30 Schlägen an. Versuchen Sie jeden Tag 5-10 Fußstöße hinzuzufügen, bis Sie 100 erreicht haben.

Wenn Ihnen 100 am Tag leicht fallen, versuchen Sie es bis zu 150 zu bringen. Dann bis 200. Damit bauen Sie Ihr Durchhaltevermögen sowie Ihre Koordination auf. Wenn Sie fortfahren, diese Übung zu machen, werden Sei merken, daß es Ihnen leichter fällt und daß Sie mehr Freiheit und Raum in Ihrem Unterkörper gewinnen. Langsam eignen Sie sich damit wieder Teile Ihres Körpers an, die Ihnen vorher nicht zur Verfügung standen.

Später, im Kapitel über Ausdrucksübungen, werden wir andere aktive Gesten wie Schlagen, den Arm nach etwas ausstrecken, Schauen usw. beschreiben. Es gibt auch noch andere Fußtrittbewegungen, die den Körper auf andere Weisen beanspruchen (aktivieren) und damit helfen, Ihr Selbstwertgefühl und Ihre Koordination aufzubauen.
Bevor Sie damit weitermachen, beachten Sie jedoch bitte die Warnungen und Ratschläge in Kapitel 7.

6. In Kontakt sein

Eins der Kennzeichen von Lebendigkeit ist es, in Kontakt zu sein. Sie werden fragen, in Kontakt womit? In Kontakt mit allem im Bereich der Sinneswahrnehmung. In Kontakt sein heißt, wahrnehmen, was in und um uns geschieht. Das ist etwas anderes als Wissen, welches eine eher intellektuelle als wahrnehmende Aktivität ist.
Spüren fängt mit dem Spüren des Selbst an, d. h. des eigenen Körpers. Durch ihn nimmt man wahr, was in der Umgebung geschieht, da die Umgebung auf unseren Körper und unsere Sinne Einfluß nimmt. Je lebendiger man ist, desto differenzierter spürt man, desto wacher sind die Wahrnehmungen. Haben Sie schon einmal gemerkt, wieviel klarer und schärfer alles um Sie herum ist, wenn Sie sich wohlfühlen? Und wie alles unbestimmt und grau ist, wenn Sie deprimiert sind? Der Weg zu differenzierterem Spüren geht durch erhöhte Lebendigkeit; umgekehrt verringern enge und begrenzte Wahrnehmungen das Gefühl von Lebendigkeit.
Eins der Hauptanliegen dieser bioenergetischen Übungen ist, Ihnen zu helfen, Ihren Körper zu spüren und mehr mit ihm in Kontakt zu kommen. Das ist deshalb nötig, weil viele Leute in ihren Köpfen leben und sich sehr wenig dessen bewußt sind, was unterhalb des Halses passiert. Sie nehmen nicht wahr, ob sie ihren Atem anhalten oder ob er flach oder tief ist. Die meisten Leute spüren ihre Beine nicht. Sie wissen zwar, daß sie da sind, aber benützen sie nur als mechanische Stützen. Spüren ist keine mechanische Funktion. Ein Auto läuft vielleicht gut, aber es spürt nichts. Spüren hat mit Fühlen zu tun.

Übung 12
Rückwärts-Dehnung
Das ist eine einfache Übung, die Ihnen helfen soll, einen Teil Ihres Körpers zu spüren, den Sie normalerweise nicht wahrnehmen. Lassen Sie uns annehmen, daß Sie beim Lesen dieses Buches auf einem Stuhl sitzen. Heben Sie Ihre Arme und strecken Sie sich rückwärts über die Lehne

des Stuhles. Dehnen Sie sich kräftig dabei und halten Sie die Dehnung ungefähr 30 Sekunden. Atmen Sie dabei leicht und tief durch den Mund. Siehe Abb. 18 auf der nächsten Seite.

• Haben Sie gespürt, wie Ihr Rücken sich gegen den Stuhl drückte? Haben Sie gespürt, ob Ihr Rücken gespannt oder entspannt war? War es schmerzhaft? Konnten Sie in dieser Haltung leicht atmen?

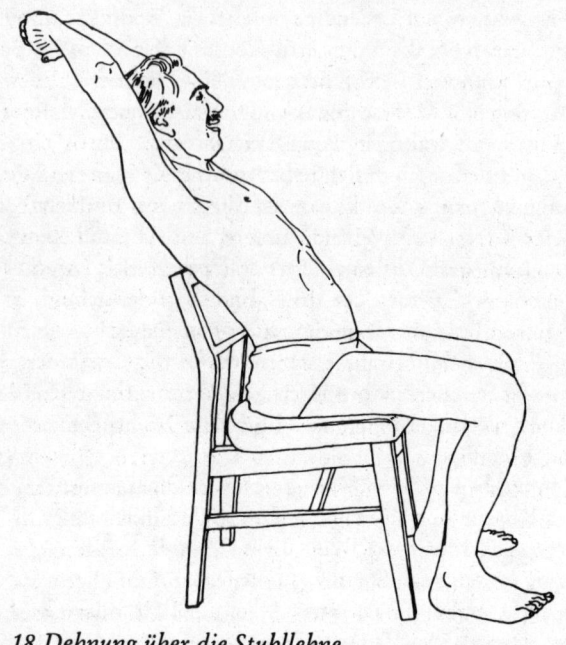

Abb. 18 Dehnung über die Stuhllehne

• Fühlten Sie eine Anspannung in Ihren Schultern, als Sie die Arme rückwärts streckten?

• Haben Sie wahrgenommen, wie Sie dazu neigten, wieder nach vorn zusammenzufallen, als Sie zu Ihrer gewohnten Sitzhaltung zurückkehrten? Vielleicht spüren Sie ein Bedürfnis, sich noch einmal nach hinten zu strecken, um diese so übliche Neigung, sich nach vorne zusammenfallen zu lassen auszugleichen. Machen Sie diese Übung noch einmal, und fühlen Sie, wieviel leichter es das zweite Mal ist. Durch die Dehnung wurden die Rückenmuskeln ein wenig entspannt.

Die Bedeutung des Kontaktes mit dem Rücken kann nicht genug betont werden. Ohne ein Gefühl für den Rücken ist es sehr schwierig, die eigene Haltung zu stützen. Es genügt nicht, ein Rückgrat zu haben (anatomisch haben wir alle eines). Man muß es auch spüren. Man muß spüren, ob es zu starr und unnachgiebig oder zu weich und biegsam ist. Wenn es zu starr ist, kann man sich nicht leicht beugen und nachgeben, wenn es nötig ist. Ist es zu weich, gibt es einem nicht genug »Rückgrat«, seinen Standpunkt bei Widerständen zu halten. Das weiche Rückgrat wird sich leicht beugen und nachgeben. Übertriebene Starrheit kommt von einer chronischen Anspannung der langen Rückenmuskulatur. Übertriebene Beweglichkeit wird durch ein Fehlen der Spannung dieser Muskeln, durch krampfhaftes Halten in den kleinen Muskeln, die die Wirbelkörper verbinden, verursacht. In beiden Fällen ist der Rücken nicht lebendig genug, den für das Leben nötigen Antrieb zu gewähren. Der starre Typ hält sich zurück und läßt keine Konfrontation zu, während es dem anderen nicht gelingt, in einer Konfrontation den eigenen Standpunkt einzunehmen.

In dem Kapitel über Sexualität haben wir gezeigt, wie der Körper bei Belastungen von Beinen und Rücken gestützt wird. In den Abb. 13 und 14 sahen wir, wie außergewöhnliche Belastung ein Beugen des oberen Rückens oder ein Flachdrücken des unteren Rückens verursachen kann. Die meisten Menschen leiden an Spannungen in beiden Gegenden und klagen über Unwohlsein oder Schmerzen. Um ihnen zu helfen, diese Spannungen zu lösen und den Körper in die rechte Balance zu bringen, benutzen wir eine Reihe von Übungen auf einem bioenergetischen Hocker. Den Hocker und die Übungen beschreiben wir im 10. Kapitel. Die Idee zu dem Hocker kam uns durch die Übung, die Sie gerade gemacht haben.

Um zum Kontakt zurückzukommen: Da die meisten Menschen nicht in Kontakt mit ihrem Körper sind und ihn, außer auf mechanische Weise, wenig benützen, erscheinen die bioenergetischen Übungen anfangs fremd und anstrengend. Die Haltungen erscheinen unnatürlich; es kann sein, daß Sie sich ungeschickt fühlen und vielleicht haben Sie sogar Schmerzen. Sie werden aber bald anfangen, Ihren Körper anders zu spüren und zu fühlen. Nach einer Weile werden Sie erkennen, daß Sie mit weiten Bereichen Ihres Körpers nicht in Kontakt waren.

Wieder neu in Kontakt zu kommen, ist ein Vorgang des Erspürens der Steifheiten und Spannungen, die den Fluß der Impulse und Gefühle hemmen. Nur durch Spüren einer Spannung kann man sie loslassen. Jede Verspannung ist eine chronische Muskelkontraktion oder Verkrampfung. Diese Kontraktionen sind sowohl in den großen äußeren willkürlichen Muskeln, als auch in den inneren kleinen unwillkürlichen Muskeln der Luftröhre und Bronchien, des Verdauungskrakts und des Gefäßsystems vorhanden.

Wir müssen hier erwähnen, daß es keine nervöse Spannung gibt, die sich nicht in muskulären Verkrampfungen ausdrückt. Viele Menschen sind sich nur einer allgemeinen Spannung bewußt. Da sie mit dem Zustand ihrer muskulären Spannung keinen Kontakt haben, nennen sie es nervöse Spannung. Sie spüren weder das Engerwerden der Kehle noch das Angespanntsein des Nackens und des Schultergürtels, weder die Verkrampfung des Zwerchfells noch die Knoten in der Beinmuskulatur. Da sie diese nicht wahrnehmen, können sie die Muskelverspannungen nicht lösen und sind so gezwungen, auf Tabletten zurückzugreifen, um ihre Nervosität zu vermindern. Viel besser, wenn auch nicht leichter, ist es, direkt an den muskulären Spannungen zu arbeiten, um einen Zustand der Entspannung herbeizuführen.

Wenn man die Verspannung spürt, kann man durch eine Dehnung oder eine ausdrucksbetonte (expressiv) Bewegung den kontrahierten Muskel mobilisieren und damit eine Entspannung erreichen. Ein langsames Dehnen des kontrahierten Muskels verursacht oft ein »Loslassen«. Der Muskel fängt an zu zittern und zu vibrieren wie eine angespannte Feder, deren Spannung gelöst wird. Ausdrucksbetonte Bewegungen, wie Kicken oder Schlagen haben dieselbe Wirkung, indem sie die kontrahierte Muskulatur mobilisieren. Eine emotionale Befreiung, z. B. durch Weinen, löst die inneren Spannungen genau so gut. Entspannung ist ein erweiterter Zustand des Organismus, im Unterschied zur Anspannung, die der kontrahierte Zustand ist. Entspannung braucht Energie, und die ist nur dadurch zu erlangen, daß man den Atem während der Übung und für sie öffnet. Man kann in jedem Körperteil diese Entspannung durch erhöhte Wärme und bessere Farbe erkennen, da diese Gegenden mehr und mehr durchblutet werden. Angespannte Gebiete sind kalt und fühlen sich relativ leblos an.

Wir beschreiben diese Gebiete als tot, und meinen damit einfach, daß das die Teile des Körpers sind, zu denen man den Kontakt verloren hat.
Der Prozeß des in Kontakt mit sich selbst Kommens ist nie abgeschlossen. Wenn Sie mit diesen Übungen fortfahren, wird der Kontakt mit Ihrem Körper tiefer und tiefer werden. Sie werden viele Teile Ihres Körpers anders spüren und Sie werden neue Haltungs- und Bewegungsmuster entwickeln. Ihr Selbst-Bewußtsein und Ihr Selbst-Ausdruck werden sich erhöhen und verstärken.
In Kontakt sein heißt nicht perfekt, sondern lebendig sein. Unabhängig davon, wie lange jemand an sich arbeitet, immer werden noch einige Spannungen bestehen. Das ist kein Grund, sich von diesen Übungen entmutigen zu lassen. Es bedeutet nur, daß man sie regelmäßig machen muß, wenn man in Kontakt mit sich bleiben will. Wir müssen erkennen, daß wir nicht in einer körper-orientierten Kultur leben, wie primitive Völker. Unsere Kultur verleugnet den Körper und ist daher lebensfeindlich.
Maschinen verrichten heute viele Arbeiten, die wir früher selbst machen mußten, und während das das Leben oft leichter macht, wird es nicht unbedingt lebendiger oder erfreulicher. Mit der Verbesserung der Maschine erhöhte sich die Geschwindigkeit unseres Lebenstempos. Wir bewegen uns schneller, aber haben weniger Zeit. Tatsächlich läßt uns das erhöhte Tempo oft kaum Zeit zum Atmen. Wenn man den enormen gesellschaftlichen Druck und Konkurrenzkampf unserer Zeit hinzufügt, wird es klar, daß wir diesen Kräften mit einem aktiven Programm zur Körpererfahrung begegnen müssen. Sonst wäre die Hoffnung auf ein erhöhtes Körpergefühl, welches wir so dringend für eine lebendige, pulsierende Gesundheit brauchen, vergeblich.

7. Warnungen und Ratschläge

Diese bioenergetischen Übungen wurden nicht als Therapie entwickelt, wenn sie auch durchaus therapeutischen Wert haben. Jemand mit ernsthaften emotionalen oder Persönlichkeitsproblemen sollte nicht versuchen, sie mit Hilfe dieser Übungen allein aufzuarbeiten. Er könnte Gefühle heraufbeschwören, mit denen er allein nicht fertig wird. In einer solchen Situation ist die Hilfe von kompetenten Therapeuten nötig. Dennoch können die Übungen sehr wohl zu allgemeinem Nutzen gemacht werden, d. h. nicht als Therapie, sondern um in Kontakt mit sich selbst zu kommen, den Energiepegel zu heben und sich lebendiger zu fühlen.
Es kann aber auch passieren, daß jemand, der sich der Tiefe und Ernsthaftigkeit seiner Probleme nicht bewußt ist, mit Enthusiasmus an diese Übungen herangeht und herausfindet, daß ihn die neuen Gefühle und Empfindungen verwirren und verstören. Der beste Ratschlag ist hier wieder, professionelle Hilfe zu suchen.
Die Körperarbeit führt unausweichlich zum Erspüren und zur Wahrnehmung unterdrückter Gefühle. Je lebendiger Ihr Körper wird, desto mehr fühlen Sie. Fühlen ist das Gewahrwerden innerer Vorgänge, und das Ziel dieser Übungen ist ein Erhöhen der Körperbeweglichkeit und der Fähigkeit zu fühlen. So kann es sein, daß, wenn Sie anfangen zu vibrieren, die Vibrationen zunehmen und spontan in die mehr krampfartigen Bewegungen des Schluchzens übergehen. Das Schluchzen kann als einfache Befreiung erfahren werden; es kann aber auch von einem Gefühl der Traurigkeit begleitet sein, ohne daß Sie wissen, warum Sie traurig sind. Die meisten Menschen haben Traurigkeit und Weinen immer unterdrückt, um sich der Welt mit einem Lächeln zu zeigen. Uns wurde beigebracht, daß niemand ein trauriges Gesicht mag. »Wenn Du weinst, wein allein« ist ein bekanntes Motto. Wenn nun der Körper lebendig wird, fällt die Maske ab, und Traurigkeit und Weinen kommen an die Oberfläche.

Könnten Sie, falls das geschehen sollte, dieses Gefühl akzeptieren? Wenn ja, raten wir Ihnen, mit dem Gefühl zu gehen, denn fühlen heißt leben. Aber nicht nur Traurigkeit kann hochkommen. Auch Furcht und Ärger können aufsteigen. Bedenken Sie jedoch, daß diese Gefühle nicht durch die Übungen entstehen, sondern nur freigelegt werden. Sie wurden nur durch chronische muskuläre Verspannungen unterdrückt. Wieder ist die Frage, ob Sie die Gefühle und mit ihnen auch die Erkenntnis annehmen können, daß sie aus einer vergangenen Lebenssituation wieder heraufkommen. Sie brauchen nur zu sagen »Ja, ich habe Angst« oder »Ich spüre meinen Ärger«. Es ist sehr nützlich, an dem verspürten Gefühl dranzubleiben und es festzuhalten. Sie können sich aber auch von dem Gefühl befreien, indem Sie es ausdrücken, falls Sie entsprechende Ausdrucksmöglichkeiten haben. Ein Weg, sich von Angst zu befreien, ist in der Bioenergetik das Schreien, sich von Ärger zu befreien, das Schlagen auf ein Bett oder das Wringen eines Handtuches. Wir werden das später detaillierter beschreiben.

Ein Problem werden diese Übungen nur, wenn Sie sich von den aufkommenden Gefühlen bedroht oder überwältigt fühlen. Sie müssen dann die Übung sofort unterbrechen und warten, bis die Gefühle nachlassen. Es wird nutzlos und es kann sogar gefährlich sein, wenn Sie versuchen, eine Angst zu überwinden, die mit Gefühlen verbunden ist, mit denen Sie nicht umgehen können. In diesem Fall ist, wie gesagt, professionelle Hilfe nötig. Aber wenn Sie Ihr Körperbewußtsein aufrechterhalten und Ihre Gefühle in bewußter Kontrolle halten können, werden Sie nach und nach in der Lage sein, die Gefühle anzunehmen und sie zu behalten, bis Sie sie in angemessener Weise ausdrücken können.

Wenn Sie körperliche Beschwerden oder Krankheiten haben, sollten Sie Ihren Arzt fragen, bevor Sie irgendein Übungsprogramm beginnen. Die Übungen an sich sind auf keine Weise gefährlich. Aber im Falle einer Krankheit sollten sie nur mit der Zustimmung des behandelnden Arztes gemacht werden. Wir haben einige mit guten Ergebnissen bei Menschen mit medizinischen Problemen benutzt. In diesen Fällen waren die Übungen sorgfältig auf die Person abgestimmt, um zu garantieren, daß die Belastung nicht zu groß würde. Die einzige wirkliche Gefahr liegt darin, daß Sie das Übungsprogramm über Ihr

Vermögen, Belastungen auszuhalten, hinaus betreiben, weil Sie glauben, damit die Verspannungen lösen zu können.
Diese Warnung gilt vor allen Dingen Leuten mit Problemen im unteren Rücken, die hauptsächlich von Muskelverspannungen herrühren. Andere können unter starken Beschwerden durch eine Arthritis des unteren Rückens oder einer Quetschung von Nervenenden durch die Bandscheiben leiden. In beiden Fällen ist nichts gegen die Übungen einzuwenden, aber sie müssen mit erhöhter Wachsamkeit für die Reaktionen Ihres Körpers ausgeführt werden. Viele Menschen konnten mit Hilfe dieser Übungen von Beschwerden befreit werden, was allerdings bedeutete, daß sie nie forcierten oder sich übernahmen.
Es ist ein grundlegendes bioenergetisches Prinzip, daß man Verspannungen nicht zwingen kann, sich zu lösen. Willensanstrengung ruft Verspannungen eher hervor, als daß sie sie löst. Der Körper kann bis zu einem gewissen Grad von Schmerz gedehnt werden, wobei man die Verspannung wohl spürt, aber das Lösen kann nur durch ein »Loslassen« oder »Seinlassen« geschehen. Um loszulassen, müssen Sie spüren oder fühlen, daß und warum Sie etwas festhalten, wogegen Sie sich verkrampfen. Wenn Sie dies spüren können, während Sie mit Ihrem Körper in Kontakt kommen, wird das »Loslassen« ganz von selber geschehen.
Ein Grundsatz der Medizin ist, daß der Körper sich in den meisten Fällen selbst heilt. Das sollte genauso für Verspannungszustände gelten. Wenn das dennoch nicht geschieht, dann deshalb, weil wir unserem Körper nicht genug Vertrauen entgegenbringen, um »es geschehen zu lassen.« Das bedeutet, daß wir nicht zulassen, was spontan in uns geschehen will. Uns ist beigebracht worden, unseren Körper zu kontrollieren als sei er ein wildes und gefährliches Tier. Aber gerade diese Kontrolle, wenn sie eingefleischt und unbewußt wird, ruft die Verspannungen hervor, an denen wir leiden. Es geht also nicht darum, mehr zu tun, sondern weniger zu tun. Wir hoffen, daß Sie durch diese Übungen erfahren, was Sie tun, um Ihren Körper unter Kontrolle zu halten, d. h. Ihre Muskeln so verspannen, daß Ihr Körper steif und unlebendig wird. Wir fordern Sie nicht auf, ihn lebendiger zu machen, sondern dazu, ihn lebendiger werden zu lassen.
Unser wichtigster Rat ist, die Übungen nicht als Leistungen anzusehen.

Wie lange Sie eine angespannte Haltung aushalten können, bedeutet ziemlich wenig. Bedenken Sie, daß Stahl mehr Spannung aushalten kann, als jedes lebende Wesen. Es macht Sie nicht zu einem zweitrangigen Menschen, wenn Sie nur sehr wenig Spannung aushalten können. Aber Sie können mit diesen Übungen Ihr Vermögen, Spannung auszuhalten, aufbauen, und zwar nicht durch einen Willensakt, sondern durch Festigkeit des Gewebes. Das bedeutet mehr Energie und mehr Lebendigkeit in Ihrem Körper. Die Hauptsache während des Übens ist, durch Bewegungen und die dadurch entstehenden Vibrationen zum Spüren zu kommen. Konzentrieren Sie sich ganz darauf. Wie gut spüren Sie Füße, Beine, Becken, Rücken, Bauch, Brust Schultern, Kopf und Nacken? Und schließlich: fühlen Sie Ihr Herz? Wenn Sie Ihr Herz fühlen können, haben Sie die Mitte Ihres Seins erreicht.

Am Anfang werden Sie die Übungen vielleicht nicht als angenehm, sondern als schmerzhaft empfinden. Es wird Sie überraschen, wenn sie nach und nach erfreulicher werden, und wenn Sie sich danach richtig wohlfühlen. Der Schmerz ist ein Spiegel des Verspannungsgrades Ihres Körpers. Wenn die Verspannung sich löst, werden Sie Freude bei den Übungen empfinden.

Betrachten Sie diese Übungen nicht als Drill. Machen Sie sie langsam, nehmen Sie sich Zeit zum Atmen und zum Spüren. Und da Ihr Ziel Entspannung ist, machen Sie sie auf eine leichte und entspannte Weise. Zwingen Sie sich nicht. Wenn Sie einen Tag oder eine Woche oder sogar einen Monat verpassen, wird Sie niemand verurteilen oder bestrafen. Es macht nichts, wenn Sie einmal nicht üben oder sogar eine Zeitlang ganz aufhören; Sie können ja immer wieder anfangen.

Wieviel Zeit Sie mit diesen Übungen verbringen, ist Ihre persönliche Angelegenheit. Unsere Übungsgruppen dauern ungefähr eine Stunde. Zuhause verbringen einige fünf Minuten, andere eine Stunde damit. Es ist müheloser und lustiger, die Übungen in einer Gruppe zu machen, aber es ist angenehmer, sie zuhause allein zu machen. In keinem Fall gibt es eine regelmäßige Routine. Wir machen niemals alle Übungen auf einmal, sondern wählen solche, die unseren Bedürfnissen am meisten entsprechen.

Die beste Zeit zum Üben ist wahrscheinlich der Morgen nach dem Waschen oder einer heißen Dusche. Das gibt Ihnen gewöhnlich einen guten Start in den Tag. Sie fühlen sich lebendiger und energischer und Ihr Tag wird glatter verlaufen. Die Dusche vor den Übungen löst Ihre Muskeln nach dem nächtlichen Schlaf. Aber Sie können jederzeit üben, außer nach einer kräftigen Mahlzeit. Wenn Sie gern viel essen, werden Sie vielleicht merken, daß Sie durch diese Übungen weniger Bedürfnis nach Nahrung haben. Sie werden Sie mit mehr Energie versorgen und so den Wunsch nach überflüssigem Essen verschwinden lassen. Einige Übungen, besonders die Atmungsübungen, werden es Ihnen leichter machen, einzuschlafen. Einschlafen heißt, aus Ihrem Kopf in Ihren Körper kommen. Wenn Sie übererregt sind und Ihr Verstand Sie jagt, ist es schwer »loszulassen« und einzuschlafen. Durch die Übungen kommen Sie wieder in Kontakt mit Ihrem Körper und können sich in Schlaf sinken lassen. Wenn Sie allerdings zu viele dieser Übungen vor dem Schlafengehen machen, werden Sie übererregt und zu wach, um leicht einzuschlafen.

Sie sind jetzt vorbereitet, systematisch mit den Übungen zu beginnen. Das bedeutet nicht, daß Sie sich jetzt auf die sexuellen Übungen stürzen sollen, ohne ein vorbereitendes Aufwärmen und Erden. Es heißt aber auch nicht, daß Sie die Übungen in der Reihenfolge, in der sie in diesem Buch angegeben sind, machen müssen. Wenn die Übungen neu für Sie sind, nehmen Sie sich Zeit, sich mit einigen von ihnen vertraut zu machen. Entwickeln Sie ein Gefühl für sie und spüren Sie, was sie für Sie hergeben und dann versuchen Sie andere. Wenn Sie mit allen Übungen im 2. Teil vertraut sind, wählen Sie sich die aus, die am besten für Sie sind. Der 3. Teil enthält Vorschläge für das Üben zuhause und für das Leiten bioenergetischer Übungsgruppen.

II
Die Übungen

8. Standardübungen

Die Standardübungen folgen einer bestimmten Ordnung, die in dem jedem Kapitel vorangestellten Abschnitt beschrieben wird, nämlich mit dem Körper vom Boden aufwärts zu arbeiten. Kein Gebäude ist stärker als sein Fundament. Bei uns Menschen sind das die Beine und Füße. Je mehr Gefühl der Mensch dort hat, je mehr Kontakt er mit dem Boden spürt, auf dem er steht, desto verläßlicher ist die Basis seiner Person. Diese Arbeit ist besonders wichtig für Menschen unserer Kultur, die stärker kopforientiert als bodenverhaftet ist.
Wir beginnen mit einer kurzen Übungsserie, Ihre Aufmerksamkeit auf die Wahrnehmung des Körpers und auf die Art und Weise zu lenken, wie Sie stehen und sich Ihrer Beine, Füße und des Bodens darunter bewußt sind. Dann kommt eine Reihe von Aufwärmübungen, die Sie für die folgenden anstrengenderen Übungen vorbereiten sollen. Mit den Erdungsübungen, d. h. mit den Beinen und Füßen, sollten Sie längere Zeit zubringen, und zwar wegen ihrer ausschlaggebenden Bedeutung für den ganzen Körper. Als nächstes richten wir die Aufmerksamkeit auf Becken und Hüften und bieten Ihnen verschiedene Übungen an, die die Muskeln in diesem Bereich des Körpers lockern. Dann gehen wir zu Armen, Händen und Schultern über und enden mit einer Übungsserie, die entwickelt wurde, um Verspannungen in Kopf und Nacken zu lösen.
Während man den Körper hinauf arbeitet, ist es wichtig, den unteren Teil nicht zu vergessen. Das Bewußtsein, das während der Erdung gewonnen wurde, muß bei der Arbeit in jedem anderen Teil des Körpers beibehalten werden. Dadurch wird nach und nach der ganze Körper in jede Bewegung mit einbezogen. Sie bewegen sich als Ganzes, als Einheit, und jede Geste, ob groß oder klein, beginnt an der Basis.
Miteinbezogen in die Standardübungen sind Bewegungen, die im Sitzen oder Stehen ausgeführt werden. Diesen Übungen haben wir einen besonderen Abschnitt gewidmet.

Orientierungsübungen

Diese Übungen sollen Sie auf die korrekte Ausrichtung Ihres Körpers hinweisen und Ihr Augenmerk auf einige Bereiche des Körpers lenken, die gewöhnlich nicht wahrgenommen werden. Übung 13 hilft auch, alle Mitglieder einer Gruppe für die gesamte Körperarbeit zu koordinieren. Es geht hier um die Grundhaltung, von der alle Stehübungen ausgehen und wir beziehen uns später auf sie als die grundlegende Orientierungsübung.

Übung 13
Grundlegende Orientierungs-Haltung

Wenn Sie in einer Gruppe arbeiten, sollte die Gruppe einen Kreis bilden. Alle stehen mit dem Gesicht zur Mitte, die Füße etwa 25 cm auseinander und parallel.

Lehnen Sie sich nach vorne, so daß das Gewicht des Körpers auf den Ballen Ihrer Füße ruht. Die Knie sind leicht gebeugt, das Becken locker und leicht nach hinten gekippt, der Oberkörper ist gerade und entspannt. Lassen Sie Ihren Bauch heraus und atmen Sie 4 oder 5 mal tief und hörbar mit dem Bauch ein. Lassen Sie den Beckenboden locker (so als ob sie urinieren wollten). Sollten Sie Bedenken haben, gehen Sie vorher auf die Toilette. Sie werden ein Zögern, sich gehen zu lassen feststellen, ob Sie nun müssen oder nicht. Dann atmen Sie leicht und tief und versuchen Sie zu spüren, wieweit Sie sich in Ihre Füße hinablassen können.

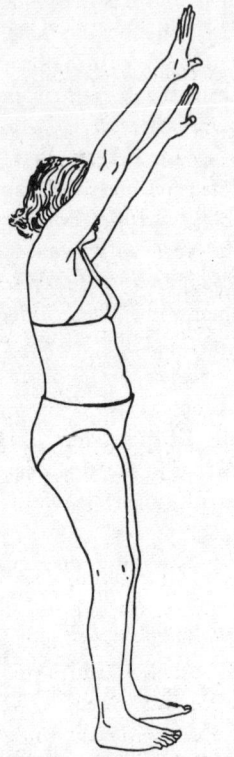

Abb. 19 Grundlegende Orientierungshaltung — die »Lebensfreudedehnung«

● War Ihre Atmung frei, leicht und tief? Konnten Sie die Atembewegun-

gen bis in die Bauchhöhle fühlen? Konnten Sie einen Ton herauslassen?
- War Ihr Becken nach hinten gekippt und locker? Konnten Sie eine Verspannung in Ihrem Hintern oder Beckenboden spüren?
- Konnten Sie spüren, wie sich das Gewicht Ihres Körpers auf Ihre Fußballen verlagerte?

Wenn das ganze Körpergewicht auf den Fußballen ruht, gibt es kein unnötiges nach oben Ziehen in anderen Teilen des Körpers. Die Schultern können hängen und der Brustkorb wird elastisch. Das Becken hängt locker und nach hinten. Unglücklicherweise ist das nicht so einfach. Unbewußt haben wir Angst, uns nach unten zu lassen. Wir ziehen uns nach oben und bewirken dadurch viele Verspannungen. Diese Verspannungen hindern uns dann daran, uns zu »lassen«. Wir ziehen unsere Schultern hoch, weil wir den Boden nicht unter unseren Füßen spüren, und wir verkrampfen unsere Kiefer, weil wir Angst davor haben zu weinen. Wir haben Angst davor, unseren Anus loszulassen, weil wir befürchten, uns zu beschmutzen und kneifen unsere Pobacken zusammen. Dennoch können wir mit Wachheit und Üben an einen Punkt kommen, wo wir fühlen können, wie unsere Füße und Beine uns tragen und wie der Rest des Körpers entspannt und im Fluß bleiben kann.

Übung 14
Die Lebensfreude-Dehnung
Aus der oben beschriebenen Haltung strecken Sie die Arme nach vorne, aufwärts, zur Seite und nach unten, indem Sie die Handflächen vom Körper weggedreht halten. Machen Sie dies langsam und koordinieren Sie den Atem mit den Armbewegungen. Wenn Sie die Arme nach vorne strecken, atmen Sie mit einem hörbaren Seufzer aus. Atmen Sie wieder aus, wenn die Arme nach oben zeigen, dann, wenn Sie an der Seite sind, und schließlich, wenn sie nach unten zeigen. Wiederholen Sie diese Übung einige Male.

In der Bioenergetik ist die Arbeit auf die feste Verankerung der Füße im Boden gerichtet. Gleichzeitig sollten Sie in der Lage sein, sich nach oben, in den Himmel zu strecken. So daß wir in beide Richtungen streben, nach unten und nach oben. Die Übungen schließen beides ein, das Erden oder »Lassen« und das Dehnen oder »Aufwärtsstreben«. Wenn Sie sich nach oben recken, sollten Ihre Füße den Kontakt mit dem Boden nicht verlieren. Ihre Beine sollten sich nicht verspannen und Ihr Becken sollte nicht nach oben oder innen gezogen werden. Recken ist Dehnen, nicht Verspannen.

Aufwärmübungen

Die Aufwärmübungen sollten generell den spezifischeren und intensiveren Übungen vorausgehen. Eine oder zwei der folgenden genügen.

Übung 15
Locker schütteln

Stehen Sie mit parallel und etwa 25 cm auseinander gestellten Füßen, die Knie leicht gebeugt, das Gewicht vorn, das Becken locker, der Rücken gerade. Die Arme hängen locker an den Seiten.
Beugen Sie Ihre Knie in schneller Folge und richten Sie sie wieder auf, so daß eine hüpfende Bewegung entsteht, ohne daß die Füße den Boden verlassen. Dies soll ein Schütteln im ganzen Körper bewirken, das den Atem so beeinflußt, daß er klingt wie das Hecheln eines Hundes. Fahren Sie mit dieser Übung ungefähr eine Minute lang fort und ruhen Sie sich dann, die Knie gebeugt und leicht atmend, aus.

- Wurde Ihr ganzer Körper während der Übung durchgeschüttelt?
- War Ihr Atem in Einklang mit der Bewegung?
- Ließen Sie Ihren Oberkörper sich nach hinten lehnen, wodurch Sie, trotz gebeugter Knie, von den Füßen weggezogen wurden?

Übung 16
Langsames Springen

Aus dergleichen Haltung springen Sie langsam mit beiden Beinen, wobei Sie die Zehen kaum vom Fußboden heben. Jeder Sprung sollte etwa eine volle Sekunde dauern. Wiederholen Sie die Übung so lange bis Ihre Beine müde sind. Dann ruhen Sie sich im Stehen aus, die Knie gebeugt, das Gewicht vorne, den Rücken gerade.

- Sind Sie außer Atem? Vibrieren Ihre Beine? Wenn ja, ist das gut.

Das ist eine kräftige Übung und die meisten geraten dabei außer Atem. Lassen Sie sich leicht atmen.

Übung 16 A
Variante

Springen Sie auf einem Bein zweimal auf und ab und wechseln Sie dann auf das andere Bein. Der Rhythmus ist 1, 1, Beine wechseln. Dies ist viel weniger anstrengend als die Nr. 16.

Übung 16 B
Variante

Hüpfen Sie oder stampfen Sie im Zimmer herum, vorzugsweise im Kreis und schwingen Sie die Arme dabei.

Übung 17
Seilspringen

In Frau Lowens Gruppen stehen immer Sprungseile zur Verfügung. Wenn die Leute kommen, springen sie ein wenig, um sich aufzuwärmen und zu lockern. Jedoch nicht jeder Fußboden erträgt eine große springende Gruppe, deswegen sollten sich die Springenden abwechseln, jeweils 1 oder 2 auf einmal.

Übung 18
Hin- und Herwiegen auf den Füßen
Wiegen Sie sich im Stehen rückwärts und vorwärts auf Ihren Füßen. Heben Sie die Fersen leicht an, wenn Sie nach vorne gehen und die Zehen, wenn Sie zurückschwingen. Atmen Sie leicht und tief. Halten Sie die Knie gebeugt und das Becken locker.

Stehübungen

Das Ziel dieser Übungen ist, die Empfindungen in den Beinen und Füßen zu beleben, so daß Sie Ihre Füße auf dem Fußboden fühlen können. Diese Übungen werden starke Vibrationen in den Beinen bewirken, die sich langsam nach oben ausdehnen, und das Becken und den Unterkörper einbeziehen. Die Vibrationen lockern Verspannungen und helfen Ihnen, Ihre Beine zu spüren.

Übung 19
Gewicht auf einem Bein, mit gebeugtem Knie
Gehen Sie in die Haltung der ersten Orientierungsübung: Füße etwa 25 cm auseinander und parallel, das Gewicht vorne, das Becken locker und nach hinten gekippt, Bauch heraus, Körper gerade und entspannt. Lassen Sie den Beckenboden locker. Beugen Sie das linke Knie und verlagern Sie Ihr ganzes Gewicht auf den linken Fuß. Der rechte Fuß sollte auf dem Boden leicht aufliegen. Atmen Sie leicht und tief. Bleiben Sie in dieser Haltung bis sie unbequem wird.

Abb. 20 Mit dem Gewicht auf einem Fuß stehen, wobei der andere den Boden berührt

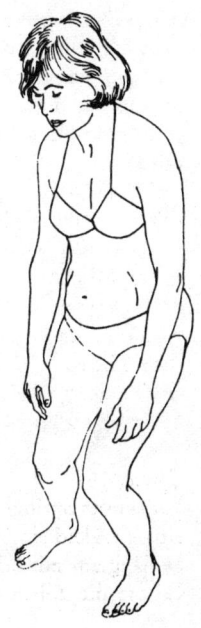

Dann verlegen Sie Ihr Gewicht auf das rechte Bein, das rechte Knie gebeugt. Wiederholen Sie dies auf jedem Bein, und kehren Sie in die Ruheposition zurück.

- Können Sie sich in Ihren Fuß hinablassen, oder fühlen Sie sich im Knie steif? Haben Sie Ihren Atem angehalten?
- Vibrieren Ihre Beine stark? Wenn sie einmal anfangen zu vibrieren, wird ein guter Teil Ihrer Schmerzen und Verspannungen gelöst.
- Haben Sie Angst, daß das Knie unter Ihnen nachgibt und daß Sie fallen? Diese Befürchtung, die man Fallangst nennt, bringt es mit sich, daß Sie sich steif machen und im Knie verspannen, und damit eine übermäßige Belastung auf die Bänder legen. An der Fallangst können Sie mit den Fallübungen, die wir später noch beschreiben werden, arbeiten.

Übung 19 A
Variante

Dies ist eine schwierige Version: Verlagern Sie Ihr ganzes Gewicht auf den linken Fuß und beugen Sie dabei das linke Knie stärker. Dann heben Sie den rechten Fuß und bleiben aber wegen des besseren Gleichgewichts mit den Zehen in Bodenkontakt. Diese Haltung stellt Ihr linkes Bein unter höhere Belastung und läßt es Sie intensiver fühlen. Bleiben Sie solange in dieser Haltung bis sie schmerzhaft wird.

Achten Sie darauf, daß Ihr Becken nach hinten gekippt ist und locker hängt und daß Ihr Beckenboden entspannt ist. Atmen Sie leicht und tief. Wiederholen Sie die Übung auf dem rechten Bein.

Übung 19 B
Variante

Wenn Sie schon mehr Übung haben,

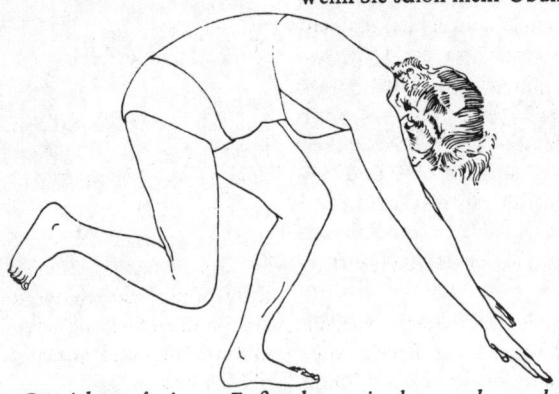

Abb. 21 Gewicht auf einem Fuß, ohne mit dem anderen den Boden zu berühren

können Sie eine noch schwierigere Variante dieser Übung probieren. Ein Bein wird nach vorne gestellt, das Knie voll gebeugt und das ganze Gewicht auf dieses Bein verlagert. Das andere Bein ist vom Boden weg. Der Körper ist nach vorne gebeugt, so daß die Hände fast in Bodenkontakt kommen, um das nötige Gleichgewicht zu halten. Das Becken bleibt hinten.

Diese Übung sollten Sie auf einem dicken Teppich oder einer gefalteten Decke machen, so daß Sie sich, wenn die Anstrengung zu groß wird, jederzeit fallen lassen können.

Wiederholen Sie diese Übung auf dem anderen Bein, und lassen Sie sich wieder fallen, wenn der Schmerz zu stark wird. Wiederholen Sie noch einmal auf jedem Bein. Gehen Sie in die Orientierungshaltung zurück.

Durch diese stärkeren Übungen werden Sie mehr Empfindungen in Ihren beiden Beinen bekommen. Wenn Sie wieder in der Orientierungshaltung sind (Gewicht vorne auf den Fußballen, Knie leicht gebeugt, Becken zurück, Beckenboden entspannt) werden Sie merken, wie stark Ihre Beine vibrieren.

Wiederholen Sie die Übungen 4 und 1

An diesem Punkt möchten wir die Übung 4, Bogen oder Brücke wieder einführen, die wir im 2. Kapitel beschrieben haben. Bitte blättern Sie zurück auf Seite 26.

Dieser Übung sollte jetzt die Übung 1, Grundlegende Vibrations- und Erdungsübung folgen, die wir im 1. Kapitel beschrieben haben.

Übung 20
Tiefe Kniebeuge — Hockstellung
Der vorhergehenden Übung kann diese, die Sie näher zum Boden bringt, folgen.

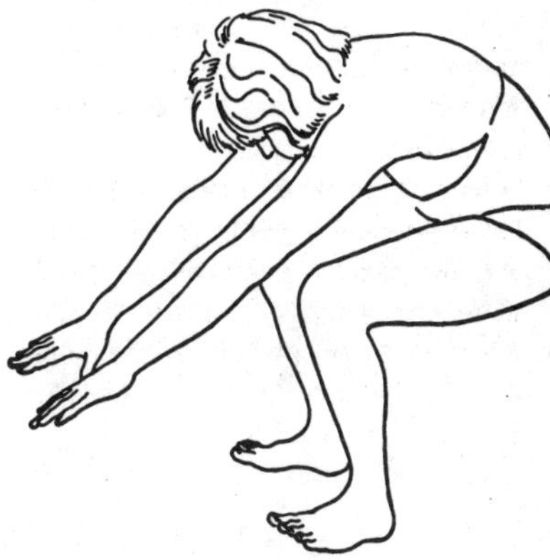

Abb. 22 Hockstellung

Beugen Sie beide Knie bis Sie in Hockstellung sind. Heben Sie beide Füße an, so daß Ihr Körpergewicht auf den Fußballen ruht. Strecken Sie Ihre Arme nach vorne und lehnen Sie sich vorwärts, als ob Sie einen Kopfsprung machen wollten. Halten Sie diese Stellung ungefähr eine Minute lang und atmen Sie dabei tief ins Becken.
• Verkrampfen Sie Ihre Schultern? Wenn Ihre Knie und Fußgelenke

steif sind, sind Sie vielleicht nicht in der Lage, in die Hockstellung zu gehen. Das bedeutet, daß Sie mehr an den Beinen arbeiten müssen, um sie zu lockern.
- Können Sie die Atembewegungen im Becken spüren?
- Können Sie die Anspannung im unteren Rücken fühlen?

Übung 21
Moslemgebet, Ruhestellung für tiefe Atmung
Wenn Sie müde sind, lassen Sie sich auf die Knie nieder. Strecken Sie sich, die Arme voraus, nach vorn, Handflächen gegen den Boden und ruhen Sie mit der Stirn auf den Händen. Ihre Ellbogen sollten voneinander wegzeigen. Biegen Sie Ihren Rücken soweit durch, daß der Bauch herausgelassen werden kann. Atmen Sie leicht und tief in den Bauch. Ruhen Sie in dieser Haltung ungefähr ein oder zwei Minuten. Sie ist der Haltung, die die Moslems beim Gebet einnehmen, sehr ähnlich. Vielleicht spüren Sie in dieser Haltung, wie Ihr Anus sich mit jedem Atemzug öffnet und schließt. Sie brauchen keine Angst zu haben, sich zu beschmutzen. Der innere Schließmuskel bleibt geschlossen. Falls Sie mehr Ruhe brauchen, legen Sie sich flach auf den Bauch und spüren Sie die verschiedenen Teile des Körpers, die mit dem Fußboden in Kontakt sind. Sie sind jetzt so nah am Boden, wie Sie bei lebendigem Leibe sein können.

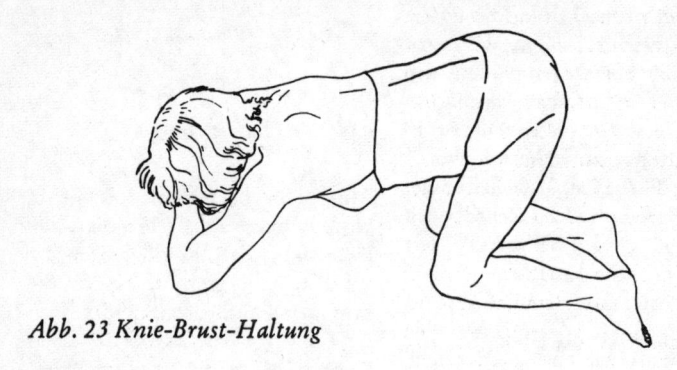

Abb. 23 Knie-Brust-Haltung

Übung 22
Arbeit mit den Fußgelenken
Verspannungen in den Fußgelenken verhindern meistens das Gefühl in den Füßen. Deshalb ist es nötig, die Fußgelenke zu lockern. Dies ist eine sehr wichtige bioenergetische Übung. Da Sie aus einer knieenden Haltung

Abb. 24 Fußgelenkstellung

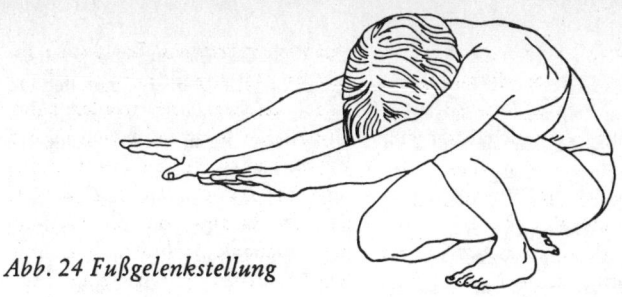

heraus beginnt, eignet sie sich gut nach der Übung 5, kann aber auch sonst jederzeit gemacht werden.

Die Zehen sind ausgestreckt. Stellen Sie den linken Fuß ungefähr 10-20 cm hinter dem rechten Knie flach auf. Verlagern Sie Ihr Gewicht auf den linken Fuß, indem Sie, falls nötig, das rechte Knie zur Seite bewegen. Halten Sie Ihr Gewicht auf dem Fußballen, indem Sie zum Ausbalancieren die Arme nach vorn strecken. Wiegen Sie sich auf dem linken Fuß nach hinten und vorne, wobei die linke Ferse den Fußboden nur so weit wie nötig verläßt. Drücken Sie auf den linken Fuß, während Sie sich nach vorne wiegen.

Halten Sie das linke Knie in einer Linie mit dem großen Zeh des linken Fußes.

Wiederholen Sie die Übung mit dem rechten Fuß hinter dem linken Knie. Verlagern Sie Ihr Gewicht auf den rechten Fuß, wie oben beschrieben. Die Übung sollte auf jedem Fuß wiederholt werden.

- Können Sie die Verspannung in Ihrem Fußgelenk spüren?
- Fühlen Sie eine Dehnung der Achillessehne (der Sehne, die den Wadenmuskel mit dem Fersenknochen verbindet)?
- Fühlen Sie, wie Ihr Fuß sich in den Boden preßt?
- Konnten Sie die Wade entspannen, den Schenkel, den Oberkörper, während Sie auf den Fuß drückten?

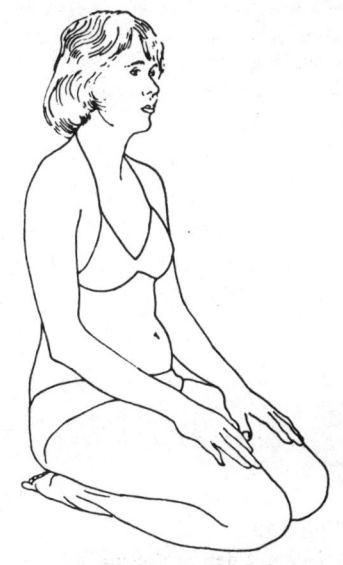

Abb. 25 Auf den Fußgelenken sitzen

Übung 23
Dehnung des Fußes

Dies ist eine andere Fußgelenksübung. Sie beginnt aus der gleichen Haltung wie die vorhergehende. Sie gehen auf beide Knie, die Beine und Füße hinter sich ausgestreckt. Setzen Sie sich auf Ihre ausgestreckten Füße. Für manche ist das sehr leicht, andere haben ziemliche Schwierigkeiten damit.

Übung 24
Dehnung der Schenkel

Die Übung beginnt aus der gleichen Haltung wie Übung 23. Sie sitzen auf den Fersen Ihrer gestreckten Füße. Legen Sie Ihre Fäuste gegen die Fußsohlen und drücken Sie damit nach unten. Das nimmt etwas Spannung von Ihren Fußgelenken und Füßen.

Mit dem Gewicht auf den Fäusten heben Sie Ihre Hüften und dehnen die Schenkelmuskeln. Legen Sie den Kopf nach hinten, so daß der ganze Körper einen Bogen macht. Dies hilft, die Schenkelmuskeln zu dehnen, die bei den meisten Menschen stark kontrahiert sind.

Wichtig ist, daß Sie das Becken locker hängen lassen.

Bleiben Sie in der Haltung solange Sie können, dann entspannen Sie sich und versuchen Sie es noch einmal.

• Verursacht Ihnen diese Übung Schmerzen in den Füßen? Das würde Verspannungen in den Fußmuskeln anzeigen.

• Spüren Sie die Kontraktion Ihrer Schenkelmuskeln? Ist das schmerzhaft?

• Schmerzen Ihre Arme?

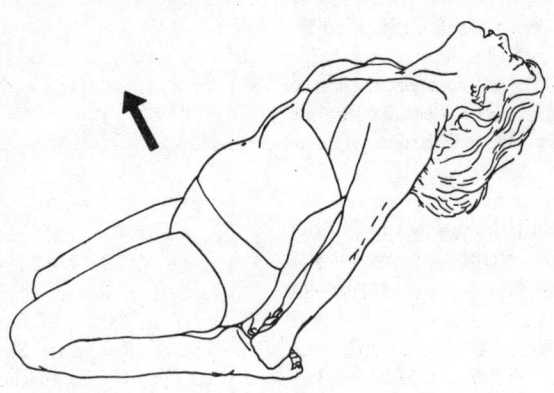

Abb. 26 Schenkeldehnung durch Abheben des Unterkörpers von den Fußgelenken

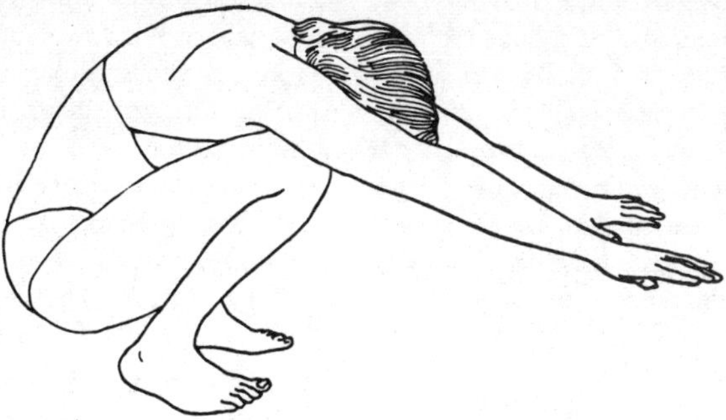

Abb. 27 Tiefe Hockstellung (Fußbeuge)

Übung 25
Beugen des Fußes — Rückkehr in die Hockstellung
Die Dehnung des Fußes kann durch eine Beugung des Fußes ausgeglichen werden. Nach der Übung 23 und 24 sollten Sie wieder auf die Füße in eine Hockstellung gehen.

Strecken Sie die Arme soweit wie möglich nach vorn und berühren Sie den Boden leicht.
Heben Sie die Fersen etwas an und verlagern Sie Ihr Gewicht auf die Fußballen. Bleiben Sie so. Ruhen Sie sich ein wenig aus, indem Sie auf die Knie gehen.
• Können Sie sich in der Hockstellung tief in Ihrem Becken spüren?
Es tut gut, ungefähr eine halbe Minute in dieser Haltung zu bleiben und die Tiefe des Atems zu spüren.
• Können Sie in dieser Hockstellung den Hintern gut spüren? Bedenken Sie, daß dies die Stellung ist, die die Menschen vor der Erfindung des Sitz-WCs täglich einnahmen.
• Können Sie den Rücken entspannen?
• Können Sie den Bauch spüren?

Übung 26
Belastungsübung für die Beine
Sie hat zum Ziel, daß Sie fallen und damit die Starrheit in den Knien aufgeben. Die Übung beginnt aus der knieenden Haltung. Stellen Sie den linken Fuß ungefähr 20 cm vor und parallel zum rechten Knie auf. Lehnen Sie sich nach vorn und setzen Sie die Fingerspitzen ungefähr 50 cm vor dem Fuß auf den Boden. Verlagern Sie Ihr Gewicht auf die Finger. Heben Sie dabei den rechten Fuß an. Falls das zuviel Gewicht für Ihre Finger ist, können Sie zur Unterstützung die Handflächen benutzen. Beugen Sie das linke Knie so weit, daß es ungefähr 25 cm über

dem Boden ist und bringen Sie das rechte Bein, das angehoben bleibt, an das linke heran. Bleiben Sie in dieser Haltung solange Sie können, ohne sich zu überanstrengen, dann lassen Sie sich mit dem linken Bein auf den Boden fallen. Sie sollten auf einem Teppich oder einer gefalteten Decke arbeiten, um sich fallen lassen zu können.

Gehen Sie in die Ausgangsposition zurück, auf die Knie, und wiederholen Sie die Übung mit dem rechten Bein.

● Normalerweise sollten Sie ungefähr 30 Sekunden in dieser Lage bleiben können, nicht viel länger. Sind Sie sofort zusammengefallen? Beachten Sie: das sofortige Zusammenbrechen des Knies verrät, daß Ihr Bein Sie nicht aufrecht halten kann, wenn das Knie nicht starr eingerastet ist. Übergewichtige haben größte Schwierigkeiten mit dieser Übung, aber nur zum Teil wegen Ihres Übergewichtes. Ohne tief in die komplexe Psychologie der Dikken einzudringen, deren orale Unsicherheit durch Überessen kompensiert wird, meinen wir, daß ein Teil Ihres Problems mit der Unsicherheit verbunden ist, ob die Beine in der Lage sind, sie zu tragen. Diese Übung hilft, sich auf dieses Problem zu konzentrieren. Außerdem werden die Beine durch regelmäßiges Üben gestärkt.

● Konnten Sie eine Minute oder länger in dieser Haltung bleiben? Wenn ja, kann das bedeuten, daß Sie beweisen müssen, wie gut Sie eine Belastung aushalten können. In dem Fall halten Sie unter Umständen mehr Belastung aus, als Ihr Körper tolerieren kann. Die Übung ist jedoch nicht dazu da, Ihre Leistungsstärke zu testen. Übrigens verfolgt keine der Übungen diesen Zweck.

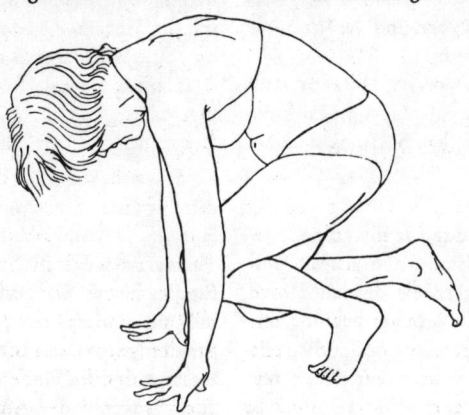

Abb. 28 Fallübung — tiefe Kniebeugung

Wichtig ist nur, wieviel Sie in Ihren Beinen und Füßen fühlen können.
• Atmeten Sie während der Übung oder hielten Sie den Atem an? Atemanhalten verrät Angst vor dem Fallen, die in dieser Situation unangebracht ist, da es völlig ungefährlich ist, aus dieser Haltung zu fallen.
• Konnten Sie fühlen, wie Ihr Fuß sich richtiggehend in den Boden preßte, um Sie oben zu halten?
• Konnten Sie fühlen, wie Sie in dem Moment, wo die Belastung und der Schmerz zu groß wurde, Sie die Tendenz hatten, das Bein aufzurichten, um das Fallen zu verhindern?
Wiederholen Sie die Übung mit dem rechten Bein. Vielleicht bemerken Sie, daß eines Ihrer Beine stärker ist als das andere. Das ist eine ganz normale Feststellung.
Wir empfehlen, daß Sie die Übung zweimal auf jedem Bein machen. Die meisten finden sie beim zweiten Mal ein wenig leichter. Sie haben weniger Angst vor der Belastung und wissen, daß sie sicher fallen können.

Wiederholen Sie die Übung 13
Die grundlegende Orientierungs-Haltung
Nach der vorigen Übung fordern wir generell dazu auf, in die Orientierungs-Haltung zu gehen, d. h. Knie gebeugt, Gewicht nach vorn, Bauch heraus, Rücken gerade, Becken locker, Schulter und Brust entspannt. Dann raten wir, leicht und tief in den Bauch zu atmen und die Wahrnehmung auf Beine und Füße zu richten. Blättern Sie bitte zurück auf Seite 62.
• Vibrieren Ihre Beine?
• Können Sie den Fluß der Erregung durch Ihre Beine und Füße fühlen?
• Sind Sie sich Ihrer Füße bewußter geworden? Fühlen sie sich wärmer an? Die Wärme kommt von der verstärkten Blutzirkulation.
• Können Sie fühlen, wie Ihre Füße in besserem Kontakt mit dem Boden sind?

Übung 26 A
Variante
Diese Variante hilft Ihnen, ein Gefühl dafür zu bekommen, daß Ihre Beine Sie halten können. Die Haltung und das Vorgehen sind sehr ähnlich der Übung 26. Sie sind vorn auf dem linken Fuß, das Knie gebeugt, wie oben, und das Gewicht hauptsächlich auf den Händen.
Bringen Sie Ihr Gewicht zurück auf die Ferse des linken Fußes, die diesmal auf dem Boden steht. Obwohl die Hände den Boden noch berühren, sollte kein Gewicht auf ihnen sein. Drücken Sie auf den linken Fuß und richten Sie das Knie teilweise auf, bis Sie fühlen können, daß Ihr linkes Bein Sie stützt und Ihr Gewicht trägt. Wiederholen Sie die Übung, indem Sie das linke Knie wieder beugen und Ihr Gewicht nach vorn auf die Hände verlagern, bis Sie wieder in der Ausgangshaltung sind. Dann bringen Sie sich wieder,

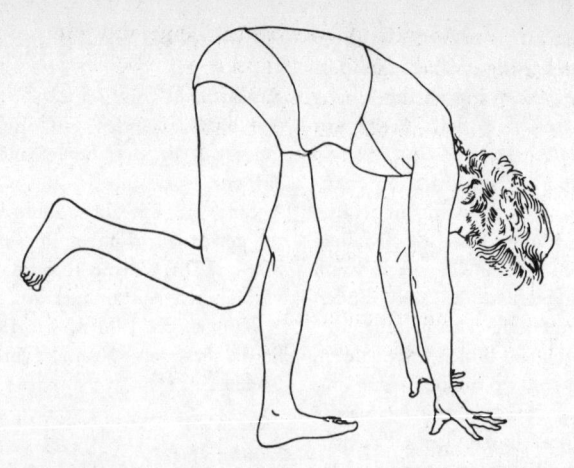

Abb. 29 Fallübung — Beinstreckung

wie oben, zurück, bis Ihr ganzes Gewicht auf dem linken Fuß liegt. Wiederholen Sie die Übung auf dem rechten Fuß genau wie beschrieben.
- Können Sie jetzt spüren, daß Ihre Beine fähig sind Sie zu halten?
- Sind Ihre Beine Ihnen jetzt gegenwärtiger?

Übung 26 B
Variante
In dieser Variante sollten Sie, in der gleichen Weise wie oben, aber diesmal voll auf Ihrem Bein lasten, indem Sie Ihre Hände vom Boden nehmen. Sobald Sie aufrecht stehen, sollten beide Beine auf dem Boden sein.

Übung 27
Lockerschütteln des Beines
Aus der entspannt stehenden Haltung, die wir in Übung 13 (Seite 62) beschrieben haben, strecken Sie ein Bein vom Boden und von sich weg und schütteln das Fußgelenk mehrmals, um Verspannungen zu lockern. Machen Sie das gleiche mit dem anderen Bein. Halten Sie das stehende Bein die ganze Zeit gebeugt.

Übung 28
Treten mit einem Bein
Wie in der vorigen Übung beginnen Sie mit der entspannt stehenden Haltung und strecken ein Bein nach vorn und vom Boden weg. Treten Sie mehrere Male, indem Sie mit der Ferse des ausgestreckten Beines in die Luft stoßen. Halten Sie wieder das Knie des stützenden Beines gebeugt. Dann wechseln Sie die Beine.

Um Ihnen die Variationsmöglichkeiten für Beine und Füße zu zeigen, die Sie lebendiger machen können, lassen wir noch einige Übungen folgen, die wenig Erklärung brauchen. Bevor wir fortfahren, müssen wir aber noch einmal darauf hinweisen, daß die Übungen nicht dazu da sind, daß man sie schnell hinter sich bringt oder sie mit einer maximalen Belastung ausführt. Außerdem sollte genug Zeit zwischen den einzelnen Übungen liegen, damit Sie die Auswirkungen in Ihrem Körper spüren können. In der bioenergetischen Philosophie ist tun weniger wichtig als fühlen. Viele Leute machen diese Übungen mechanisch, als ob sie in einem Gymnastikunterricht wären, so daß sie nichts fühlen. Dies würde unser Bestreben nach erhöhter Lebendigkeit vereiteln.

Übung 29
Übung für die Fußsohlen
Fast jeder Mensch unserer Kultur kann als ein »Weichfüßler« bezeichnet werden. Anders als bei primitiven Völkern sind unsere Fußsohlen zu empfindlich. Teilweise liegt das an den Schuhen, zum größeren Teil jedoch wird das durch Verkrampfungen der Fußsohlenmuskulatur verursacht. Unsere Fußwölbungen sind entweder zu flach oder zu hoch. Um die Verkrampfungen zu lösen, empfehlen wir das Stehen auf einem hölzernen Stock von ungefähr einem Zentimeter Durchmesser.
Legen Sie den Stock auf den Fußboden und stellen Sie einen Fuß darauf. Verlagern Sie Ihr Gewicht soweit wie möglich auf diesen Fuß. Dann bewegen Sie den Fuß, um andere Teile der Fußsohle dem Druck auszusetzen. Achten Sie während der Übung auf Ihren Atem. Wiederholen Sie die Übung mit dem anderen Fuß, indem Sie den Stock unter verschiedene Stellen der Fußsohle legen.
Die meisten Menschen erfahren dies als schmerzhaft. Der Schmerz wird durch den Druck auf einen verspannten Muskel hervorgerufen. Wenn Sie den Schmerz zulassen, wird der Muskel sich entspannen und der Schmerz nach und nach geringer. Bei wiederholtem Üben werden Sie auch weniger Schmerzen empfinden. Sich im Interesse besserer Gesundheit, eines lebendigeren Körpers oder entspannteren Fußes, Schmerzen auszusetzen, ist nicht masochistisch. Masochismus ist das zwecklose Ertragen von Schmerzen.

Übung 29 A
Variante
Ein einfaches Anheben ist auch sehr wirkungsvoll. Stehen Sie in der entspannten Haltung, das Gewicht vorn auf den Fußballen, die Knie gebeugt. Heben Sie die Fersen langsam vom Boden und lassen Sie sie wieder ab-

rollen. Wiederholen Sie dies mehrere Male.
• Können Sie fühlen, wie die Muskeln der Fußsohlen arbeiten müssen, um sie anzuheben. Diese Übung ist besonders gut für Plattfüße.

Übung 30
Hüpfen aus der Hockstellung
Aus der Hockstellung, die wir in der Übung 20 Seite 67 beschrieben haben, springen Sie auf den Fußballen leicht auf und ab. In dieser Übung werden Sie den aktiven Druck der Füße gegen den Boden spüren.

Übung 31
Der Maultier-Tritt
Dies ist eine gute Übung, um die Hüftgelenke zu lockern und die hinteren Schenkelmuskeln zu dehnen. Gehen Sie auf die Viere, Ellbogen und Knie. Dann heben Sie das linke Bein und ziehen es mit gebeugtem Knie soweit wie möglich an den Körper heran. Stoßen Sie dann aus der Hüfte heraus die Ferse mit aller Kraft nach hinten. Treten Sie so gerade und parallel zum Boden wie Sie können. Treten Sie einige Male mit dem linken Bein und wiederholen Sie die Übung dann mit dem rechten Bein.
• Konnten Sie den Stoß voll ausführen oder hielten Sie sich im Knie zurück?
• Konnten Sie spüren, wie der Stoß von der Hüfte ausging und konnten Sie die Kraft in Ihrer Hüfte fühlen?
• Konnten Sie den Oberkörper entspannen?

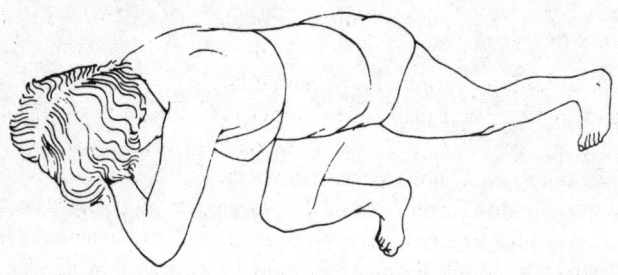

Abb. 30 Maultiertritt

Übung 32
Dehnung der Knie- und Oberschenkelmuskeln
Sie werden vielleicht schon gespürt haben, daß die hinteren Muskeln Ihrer Schenkel und Knie sehr angespannt sind. Dies ist eine Übung, um sie zu dehnen. Lehnen Sie sich, die Füße parallel und ungefähr 50 cm auseinander gestellt, nach vorn

und beugen Sie die Knie, bis Ihre Fingerspitzen den Boden berühren. Diese Haltung entspricht der in Übung 4 S. 26.
Bewegen Sie die Hände nach vorn, bis sich die Fersen vom Boden abheben. Dann strecken Sie die Knie, so daß die Fersen gegen den Boden drücken. Bleiben Sie ein paar Momente, lösen Sie die Knie und fangen Sie die Dehnung noch einmal an.

Übung 33
Bärengang
Der Bärengang ist eine andere ausgezeichnete Übung, diese Muskeln zu dehnen. Lassen Sie sich auf alle Viere nieder, flach auf Hände und Füße. Behalten Sie die Hände und Füße flach auf dem Boden, während Sie im Zimmer herumlaufen.

Wenn Sie die Prinzipien der Bioenergetik verstehen, können Sie im Stehen viele Übungen improvisieren, die Ihnen helfen, in besseren Kontakt mit Ihrem Körper zu kommen und seine Verspannungen zu lösen. Das Wichtigste ist dabei immer das Bewußtsein, daß Sie daran arbeiten, Ihr Körpergefühl zu verbessern.

Arbeit an Hüfte und Becken

Gutes Spüren des Kontaktes mit dem Boden ist eine Vorbedingung für das Lösen der Verkrampfungen in Hüfte und Becken. Um sich natürlich, d. h. frei und spontan bewegen zu können, muß das Becken zwischen dem Kopf und den Füßen aufgehängt sein. Das ist das Prinzip des Bogens. Eine Geigen- oder Gitarrensaite muß an beiden Enden fest verankert sein, um rhythmisch zu vibrieren und zu tönen. Dasselbe gilt für den Bogen. Wenn die Bogensaite angezogen ist, ist der Bogen gespannt und der Pfeil muß nur noch losgelassen werden, um zu fliegen. Der Pfeil fliegt nur durch die Spannung, in die der Bogen versetzt wurde.

Wir können dieses Prinzip auf die Bewegung des Beckens anwenden. Wenn die Füße in vollem Kontakt mit dem Boden sind, ist es nur noch nötig, das Becken zurückzuziehen, um die Kraft für die spontane Vorwärtsbewegung zu schaffen. Die Energie für diese Aufladung wird durch die inneren Prozesse in Verbindung mit dem Atem produziert.

Jede Körperverspannung, die den Atem einengt oder die Erdung verhindert, schränkt die Beweglichkeit des Beckens ein.
Wenn der Körper im richtigen Gleichgewicht ist, wie in unserer ersten orientierenden Haltung, muß das Becken nur noch zurückgebracht werden, damit der Körper wie ein gespannter Bogen ist. Wenn das Becken vorn ist, ist der Bogen schon spannungslos. Das Becken muß dann nach vorn gedrückt werden, anstatt sich spontan zu bewegen. Durch das Pressen verspannen sich die Muskeln und dadurch wird der Fluß der Erregung eingeschränkt. Das sollte bei diesen Übungen sowie beim Geschlechtsverkehr vermieden werden.
Verspannungen im Becken entwickeln sich, um sexuelle Gefühle zu unterdrücken. Es ist ziemlich schwierig, wenn nicht unmöglich, Verspannungen im Becken zu lösen, wenn gleichzeitig die Hemmungen gegenüber der Sexualität bestehen bleiben. Diese Übungen rufen keine sexuellen Gefühle hervor, aber Sie können sich durch sie dieser Gefühle bewußt werden, wenn sie vorhanden sind. Sexuelle Gefühle sind jedoch nicht gleichbedeutend mit genitaler Erregung, die eine Konzentration sexueller Gefühle auf die Genitalien ist. Das geschieht in diesen Übungen nicht.
Die folgenden Übungen sind geeignet, Verspannungen in der Beckengegend zu spüren. Einige können sie auch lösen. Meistens sind diese Verkrampfungen allerdings ziemlich schwer und wir benötigen viele weitere Übungen, um sie zu lockern. Jede Übung, die den Unterkörper mobilisiert, ob im Stehen oder Liegen, beeinflußt das Becken. Treten ist eine solche Übung. Zusätzlich haben wir die Reihe der spezifisch sexuellen Übungen, die wir später beschreiben werden.

Übung 34
Beckenbewegung von Seite zu Seite
Stehen Sie auf beiden Füßen, die parallel und 35 cm voneinander entfernt sind. Beugen Sie die Knie
Verlagern Sie das Gewicht auf den linken Fuß, ohne den rechten zu bewegen. Dann schwingen Sie das Becken zur linken Seite, indem Sie den linken Fuß gegen den Boden drücken.
Der Oberkörper bleibt dabei ziemlich gerade und passiv. Verschieben Sie das Gewicht langsam auf den rechten Fuß und schwingen dann das Becken zur rechten Seite, indem Sie auf den rechten Fuß drücken. Wiederholen Sie die Übung langsam

zu beiden Seiten. Lassen Sie das Becken mit dem Druck auf den jeweiligen Fuß herumschwingen.
- Lassen Sie den Atem bis in den Bauch hinein?
- Spüren Sie, während Sie auf den Fuß drücken, daß die Bewegung des Beckens vom Boden ausgeht?
- Spüren Sie eine Verspannung im unteren Rücken?
- Konnten Sie Ihr Körpergewicht vorn lassen, während Sie es von einer Seite zur anderen verlagerten?

Übung 35
Kreisende Beckenbewegung

Diese Übung ist den Hüftbewegungen in einem Hulatanz sehr ähnlich. Die Haltung ist der von Übung 34 gleich. Verlagern Sie Ihr Gewicht auf den linken Fuß und bringen Sie das Becken nach links, indem Sie auf den linken Fuß drücken. Dann lassen Sie das Gewicht auf die Fußballen kommen und schwingen dabei das Becken nach vorn. Verlagern Sie sich auf den rechten Fuß und schwingen Sie das Becken nach rechts.
Kehren Sie mit dem Gewicht zurück auf beide Beine und Fußballen, während das Becken nach hinten gezogen wird. Wiederholen Sie das in fließender Bewegung

Übung 36
Beckenbewegung nach vorne und hinten

Diese Übung beginnt in der gleichen Haltung wie die erste. Ziehen Sie das Becken zurück, indem Sie den unteren Rücken nach hinten durchbiegen. Aber bleiben Sie mit Ihrem Gewicht auf den Fußballen. Das verhindert eine Übertreibung des Rückenbogens in ein Hohlkreuz. Lassen Sie Ihr Becken nach vorn schwingen, indem Sie sich gegen die Fußballen pressen und ausatmen.

Übung 37
Beckenstoßen

Diese Übung soll Ihnen zeigen, wieviel Kraft Ihnen im Becken zur Verfügung steht, wenn es zurückgezogen ist. Sie beginnt wie die vorige.

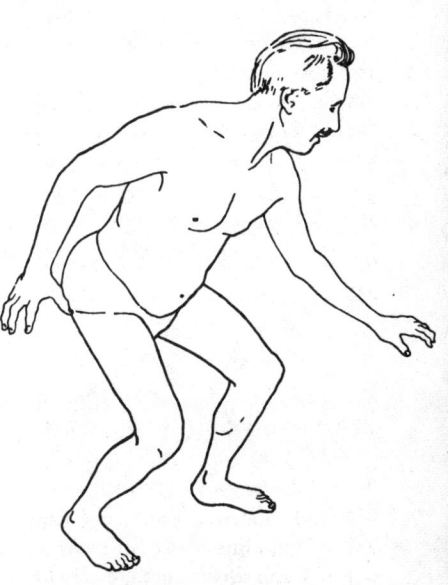

Abb. 31 Beckenstoßen

Stellen Sie Ihr rechtes Bein vor, verlagern Ihr Gewicht darauf und beugen Sie beide Knie. Dazu müssen Sie Ihre linke Ferse anheben. Strecken Sie dann den Oberkörper und den rechten Arm nach vorn und ziehen Sie den linken Arm nach hinten. Strecken Sie Ihren Hintern nach hinten und oben und verlagern Sie Ihr Gewicht auf den rechten Fußballen. Sie nehmen jetzt eine nach vorn gerichtete aggressive Haltung ein. Versuchen Sie dieselbe Haltung mit dem linken Fuß vorn. Das ist für die meisten einfacher, da wir dazu neigen, mit dem linken Fuß anzufangen, wenn wir loslaufen.

• Fühlten Sie im vorderen Knie Verspannungen? Oder im Rücken?
• Nahmen Sie verstärkte Aggressionsgefühle wahr, als Sie den Hintern ausstreckten? Aggression hat in der Bioenergetik eine positive Bedeutung, nämlich »auf etwas zugehen«. Bringen Sie das Becken mit der Einatmung nach hinten und lassen Sie es beim Ausatmen nach vorn schwingen.

Schwingen Sie in einer fließenden Bewegung nach hinten und vorn, während Sie ein- und ausatmen.

• Gelang es Ihnen, den Atem mit den Beckenbewegungen zu koordinieren?

• Mußten Sie das Becken gewaltsam nach hinten drücken oder nach vorn ziehen? Im ersten Fall müßten Sie die Pobacken anspannen, im zweiten die Bauchmuskeln.

• Gelang es Ihnen, Ihr Gewicht die ganze Zeit auf den Fußballen zu lassen?

Übung 38
Entenschwänzeln

Dies ist eine schwierigere Übung, da sie von lockeren Hüften und Becken abhängt. Nehmen Sie die gleiche Haltung wie in der vorigen Übung ein, nur daß Sie diesmal die Knie voll beugen und mit den flachen Füßen Bodenkontakt behalten. Verlagern Sie Ihr Gewicht auf die Fußballen, ohne die Fersen anzuheben. Beugen Sie sich nach vorn und strecken Sie den Hintern in die Luft. Bewegen Sie den Hintern von links nach rechts, ohne auf den Beinen zu schwanken oder den Oberkörper zu bewegen. Ihr Gewicht sollte auf bei-

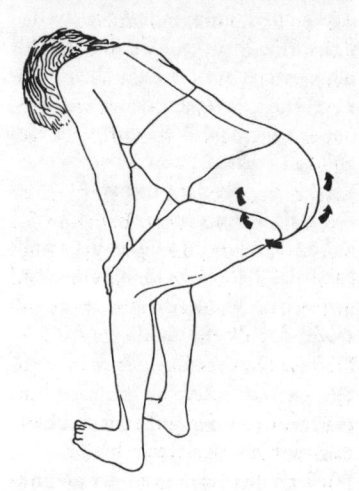

Abb. 32 Entenschwänzeln

den Füßen gleichmäßig verteilt bleiben.
- Konnten Sie den Hintern frei hin und her bewegen?
- Behielten Sie Ihr Gewicht vorn?
- Konnten Sie während der Übung frei atmen?

Arbeit mit Armen und Schultern

Um Arme und Schultern zu befreien, müssen wir oft mit expressiven Übungen wie Schlagen, Handtuchwringen und ähnlichem arbeiten. Wir beschreiben sie in einem späteren Kapitel. Wenn sie angebracht sind, kann man sie auch in die Gruppenarbeit einbeziehen. Die folgenden Übungen bestehen aus allgemeineren Bewegungen.

Übung 39
Armschwingen

Beginnen Sie die Übung aus der Orientierungs-Haltung, Übung 13, Seite 62. Das Körpergewicht ist vorn, die Knie leicht gebeugt und der Bauch locker. Strecken Sie den linken Arm ganz nach hinten und oben: während der linke Arm nach hinten geht, wird der rechte nach unten und ein wenig nach vorn gestreckt.

Beschreiben Sie langsam einen Kreis mit dem linken Arm. Behalten Sie den Arm möglichst gestreckt und führen Sie ihn nach oben, vorn und unten. Die Schulter sollte in die Bewegung voll mit einbezogen sein. Machen Sie dasselbe mit dem rechten Arm: strecken Sie ihn nach hinten, während der linke an der Seite nach unten ausgestreckt bleibt.
Wiederholen Sie das rechts und links mehrere Male.

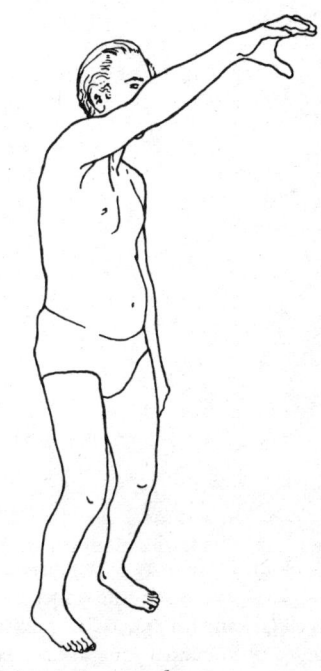

Abb. 33 Armstreckung

Sie können die Übung auch beginnen, indem Sie den Arm nach vorn strecken und nach hinten kreisen.
- Konnten Sie spüren, wie sich die ganze Schulter während dieser Übung bewegte?
- Fühlten Sie Verspannungen um die Schultergelenke? An Ihren Seiten? Gelang es Ihnen, während der Bewegung zu atmen?

Übung 40
Schwingen beider Arme
Strecken Sie aus der gleichen Haltung heraus wie in der vorigen Übung beide Arme zur Seite.
Schwingen Sie beide Arme nach vorn, nach unten und zu den Seiten. Atmen Sie während des nach vorn und nach unten Schwingens hörbar aus. Atmen Sie während des seitlichen Aufwärtsschwingens wieder ein. Wiederholen Sie dies öfter und werden Sie mit jedem Schwung schneller.

Übung 41
Fliegen wie ein Vogel
Diese Übung ist der vorigen sehr ähnlich, nur daß sie auf Körperebene bleibt.
Strecken Sie die Arme zur Seite und schlagen Sie wie mit Flügeln auf und ab. Lehnen Sie sich nach vorn und bewegen Sie die Arme schneller und schneller, bis Sie das Gefühl haben, Sie könnten jeden Moment abheben. Lassen Sie die Arme zur Seite fallen und ruhen Sie sich aus.

Übung 42
Schulterrollen
Wieder die gleiche Haltung. Lassen Sie die Arme locker an den Seiten hängen und ziehen Sie die Schultern hoch. Dann bringen Sie die Schultern nach vorn, unten und hinten und kreisen mehrmals damit.
Wiederholen Sie das in der anderen Richtung. Schulterübungen können übrigens auch im Sitzen ausgeführt werden.

Übung 43
Bleib mir vom Hals!
Dies ist eine Übung, die routinemäßig in der Gruppenarbeit angewendet wird. Für die meisten Menschen ist sie eine besonders befriedigende Übung. Beginnen Sie in der Ausgangshaltung der vorigen Übung. Winkeln Sie die Ellbogen ab und heben Sie sie auf Schulterhöhe: das streckt die Oberarme. Werfen Sie die beiden Ellbogen kraftvoll nach hinten und sagen Sie dabei: »Bleib mir vom Hals!«
Wiederholen Sie die Übung mehrere Male und drücken Sie den Ärger laut und deutlich aus.
- Spürten Sie, wie diese Übung Sie im Rücken aufrichtete?
- War es Ihnen bewußt, daß Sie etwas gebückt waren, als trügen Sie tatsächlich jemanden auf dem Rücken? Die meisten Menschen machen diese Übung, bei der sie tun, als trügen sie jemanden mit sich herum, sehr gern.

Übung 44
Nach vorn boxen
Sie ist der vorigen wieder sehr ähnlich. Winkeln Sie die Ellbogen ab und heben Sie sie bis auf Schulterhöhe.
Machen Sie Fäuste, die Daumen außen. Boxen Sie mit den Fäusten kräftig nach vorn und sagen Sie: »Hau ab!«
Wiederholen Sie das mehrere Male.

Übung 45
Nach unten boxen
Bringen Sie beide Fäuste so dicht wie möglich an Ihre Armbeugen heran. Boxen Sie mit einem kräftigen Grunzen den Körper entlang nach unten. Wiederholen Sie die Übung mehrere Male.
• Fühlten Sie, wie eine Welle durch Ihren Körper ging, als die Fäuste nach unten schlugen?

• Konnten Sie die Knie gebeugt halten? Hatten Sie das Gefühl, als ob die Bewegung Sie in den Boden treiben würde?
• Fühlten Sie irgendwelche Vibrationen im Kopf?

Übung 46
Faustschütteln
Nehmen Sie wieder die gleiche Grundhaltung ein. Heben Sie beide Fäuste vor das Gesicht, schütteln Sie sie mit Kraft und sagen Sie: »Nein«. Sagen Sie es mehrere Male laut und klar.
• Konnten Sie spüren, ob Sie einen ärgerlichen oder ängstlichen Ausdruck im Gesicht hatten?
• War Ihre Stimme satrk und sicher?
• War es Ihnen möglich, nach vorn geneigt zu stehen oder bemerkten Sie in sich eine Tendenz, sich zurückzulehnen?

Arbeit mit Kopf und Nacken

Diese Übungen dienen dazu, Verspannungen im Nacken zu lockern und damit den Kopf beweglicher zu machen. Wenn Ihr Kopf sehr starr auf dem Nacken sitzt, wird es Ihnen während der Übung möglicherweise schwindlig. Dann halten Sie inne und warten Sie, bis es vorbei ist. Geschlossene Augen verhindern das Schwindligwerden unter Umständen, da damit das bewegte Blickfeld ausgeschlossen wird.

Übung 47
Nackenstrecken
Verschränken Sie die Hände im Nacken. Pressen Sie die Hände nach unten und geben Sie mit dem Kopf dem Druck der Hände voll nach. Lassen Sie die Knie gebeugt und behalten Sie den Rücken gerade, aber

nicht steif. Ihr Körpergewicht ist vorn. Atmen Sie tief. (Vergleichen Sie mit Abb. 34)
• Konnten Sie die Dehnung im Nacken spüren? Fühlen Sie Schmerzen im Rücken oder in den Schultern?
• Konnten Sie erkennen, ob Sie gerader standen als Sie aufhörten?

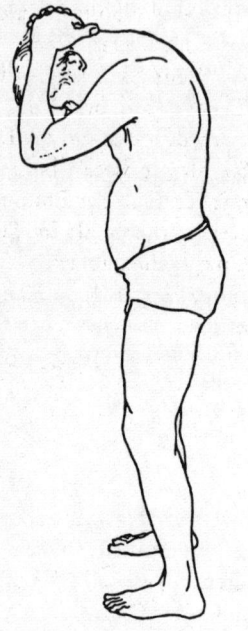

Abb. 34 Nackenübung (stehend)

Übung 48
Nackenmassage
Die Hände am Hinterkopf verschränkt, benutzen Sie die Daumen, um die Muskeln, die den Kopf mit dem Nacken verbinden, zu fühlen und zu massieren. Der Kopf ist dabei nach vorn gebeugt.
• Konnten Sie spüren, wie angespannt diese Muskeln waren?

Übung 49
Den Kopf nach vorn schnappen lassen
In dieser Übung wird der Kopf nach oben und hinten gezogen und mit einem Grunzen nach vorn fallen gelassen. Machen Sie diese Übung am Anfang sehr vorsichtig, bis Sie sich wohl damit fühlen.

Übung 50
Kopfrollen
Lassen Sie den Kopf leicht nach vorn fallen, und rollen Sie ihn im Kreis von links nach rechts. Atmen Sie dabei langsam und ruhig. Lassen Sie die Augen offen und schauen Sie die Dinge an, die in Ihr Blickfeld kommen. Zwinkern Sie oft mit den Augendeckeln. Machen Sie mindestens drei Kreise und drehen Sie dann in die andere Richtung. Lassen Sie die Schultern möglichst locker hängen. Wenn Sie schwindlig werden, halten Sie inne und beugen Sie sich wie in der ersten Erdungsübung nach vorn, mit den Händen bis zum Boden. Sie können die Übung auch im Sitzen machen, vermutlich gibt Ihnen das mehr Sicherheit.
• Konnten Sie ohne Anstrengung atmen?
• Hörten Sie ein Knacksen im Nak-

ken? Wenn ja, kümmern Sie sich nicht darum. Das kann leicht vorkommen, wenn der Druck zwischen den Nackenwirbeln nachläßt.

Übungen im Sitzen

Übungen, die den Oberkörper betreffen, werden am besten im Sitzen gemacht. Allerdings ist dazu eine korrekte Sitzhaltung unbedingt notwendig. Wenn der Rücken gerade ist, die Beine im Schneidersitz gekreuzt und der Bauch locker, dann fühlen Sie sich durch die Sitzknochen des Beckens geerdet (siehe Abb. 35). In dieser Haltung fühlen Sie den Hintern in fester Verbindung mit dem Boden. Der Körper sollte dabei eine leichte Neigung nach vorn haben. Wenn Sie hinten auf dem Ende der Wirbelsäule sitzen, wie so viele Leute es tun, bricht der Rücken zusammen, weil Sie das Becken nach vorn drücken und die Bauchmuskeln verspannen. Damit verhindern Sie, wofür diese Übungen erfunden wurden: die Bauchatmung und den freien Fluß der Empfindungen. Im Sitzen fühlt man sich normalerweise sicherer als im Stehen. Dadurch fällt es im Sitzen leichter, den Kopf »gehen zulassen«. Diese Haltung ist daher ideal für Nackenübungen sowie für Augenübungen, die wir auch in diesem Teil beschreiben werden.

Übung 51
Erdung im Sitzen
Dies ist die grundlegende Haltung, von der alle Sitzübungen ausgehen. Setzen Sie sich im Schneidersitz auf einen Teppich oder eine gefaltete Decke. Lehnen Sie sich nach vorn, indem Sie den Rücken soweit durchbiegen, daß Sie mit dem Hintern fest gegen den Boden drücken. Lassen Sie den Bauch locker. Ihre Arme ruhen bequem auf Schenkeln und Knien. Halten Sie den Kopf locker und aufrecht. Atmen Sie leicht und tief ein oder zwei Minuten lang und versuchen Sie, die Atembewegungen

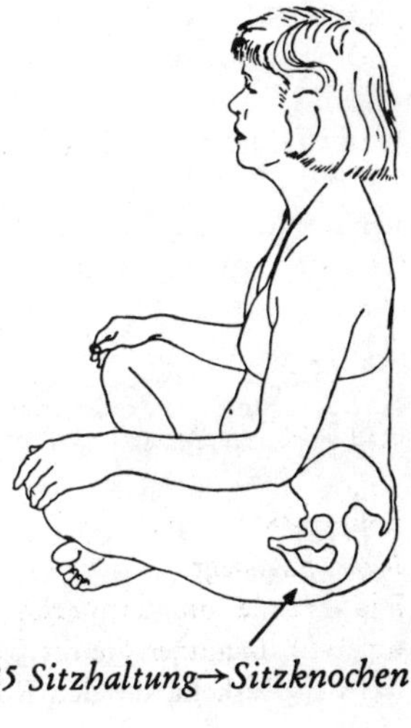

Abb. 35 Sitzhaltung→Sitzknochen

im Bauch und Hintern zu spüren.
- War es Ihnen möglich, diese Haltung einzunehmen? War Ihr Brustkorb weich und offen für die Atembewegungen?
- Fühlten Sie die Atembewegungen im Bauch?
- Konnten Sie spüren, ob der Anus eingezogen oder entspannt war? Konnten Sie ihn entspannen? Fühlten Sie sich dabei ängstlich?
- Spürten Sie Verspannugen in Rücken und Beinen?
- Wie lange konnten Sie bequem in dieser Haltung bleiben?

Mabel E. Todd sagt über diese Haltung: »Wenn das Körpergewicht auf den Sitzknochen ausbalanciert ist, und die Beinmuskeln nicht nach vorn ziehen, ist der Druck der Schwerkraft auf den Beckenboden der gleiche wie in der ausbalancierten stehenden Haltung.«

Richtig ausbalanciert zu sein, ist der erste Schritt zur Erdung. Der nächste ist freie und tiefe Atmung.

Es ist interessant, daß diese Haltung der Lotushaltung in der Yoga- und Zen-Meditation sehr ähnlich ist.

Übung 52
Entspannung der Taillenmuskulatur

Die Taille verbindet, wie der Nakken, zwei Teile des Körpers so miteinander, daß sie sich unabhängig voneinander bewegen könen. So kann der Kopf sich durch die Flexibilität des Nackens nach rechts und links frei bewegen. Wenn der Nakken steif wird, ist diese Bewegung eingeschränkt. Ebenso kann der Oberkörper sich in alle Richtungen bewegen, da wir in der Taille beweglich sind. Steifheit behindert nicht nur unsere Beweglichkeit, sondern auch den verbindenden Fluß zwischen den einzelnen Teilen. Das erschwert es uns, uns als Einheit oder integriert zu fühlen.

Aus dem Schneidersitz legen Sie die rechte Hand auf das linke Knie. Drehen Sie sich nach links, so daß Sie über Ihre linke Schulter schauen können. Halten Sie diese Stellung für einige Atemzüge und drehen Sie sich wieder nach vorn.

Legen Sie die linke Hand auf das rechte Knie, und drehen sich nach rechts, um über die rechte Schulter zu schauen. Bleiben Sie so wieder

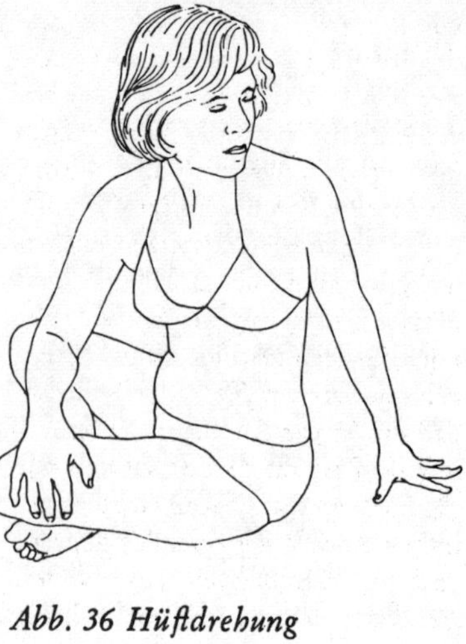

Abb. 36 Hüftdrehung

einige Momente, und kehren Sie in die Ausgangshaltung zurück.
- Konnten Sie Verspannungen in Schultern, Taille, Rücken oder Hüften fühlen?
- War es schwierig, in den Bauch hinein zu atmen?

Übung 53
Armdehnung
Sitzen Sie mit geradem Rücken und strecken Sie die Arme zur Seite, die Schultern bleiben unten.
Heben Sie die Hände, so daß die Handinnenflächen nach außen deuten. Drücken Sie mit den Ballen die Hand nach außen, so daß die Armmuskeln gedehnt werden. Lassen Sie die Ellbogen locker.

Übung 54
Handdehnung
Diese Übung ist eine der dramatischsten im bioenergetischen Repertoire, da sie gewöhnlich ziemlich außerordentliche und lebhafte Empfindungen in den Händen auslöst.
Sie sitzen wie in der vorigen Übung. Legen Sie die Fingerspitzen zusammen, spreizen Sie die Finger und pressen sie fest gegeneinander, während die Handflächen sich nicht berühren. Drehen Sie die Hände so, daß die Finger zur Brust deuten.
Bewegen Sie die Hände so weit wie möglich von sich weg, die Finger immer noch gegeneinander gepreßt und die Handflächen auseinander. Atmen Sie dabei leicht und voll für

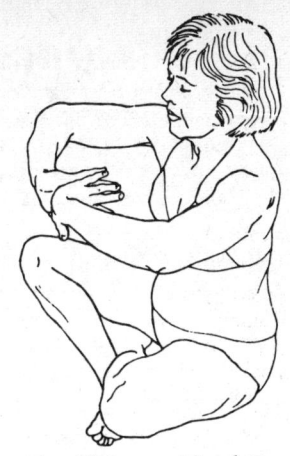

Abb. 37 Handdehnung (durch Belastung)

eine Minute, bevor Sie die Hände entspannen.
Entspannen Sie, indem Sie die Hände locker vor Ihren Körper halten, die Fingerspitzen leicht gestreckt, und sehen Sie sich die Fingerspitzen ungefähr 30 Sekunden lang an. Lassen Sie die Schultern hängen, vergessen Sie nicht zu atmen. Wölben Sie Ihre Hände ein wenig und bewegen Sie sie aufeinander zu, bis sie ungefähr 6 cm voneinander entfernt sind.
- Fühlte es sich an, als hätten Sie etwas zwischen den Händen, als Sie sie einander näherten?
- Spürten Sie ein Kribbeln in den Fingern, als Sie die Hände entspannt vor sich hatten?
- Spürten Sie Verspannungen in Brustmuskeln, während Sie die Übung machten?

Diese Übung läßt Sie die energetische Aufladung Ihrer Hände spüren. Wenn diese Aufladung stark genug ist, sind Hände und Finger von einem Energiefeld umgeben. Wenn die Hände sich einander nähern, bemerken die meisten Menschen »etwas Substanzielles« dazwischen. Ich glaube, daß dieses »substantielle Etwas« das Energiefeld zwischen den Händen ist. Es kann mit der Kirlian'schen Fotografie dargestellt werden.[1]

Übung 55
Hände locker schütteln
Halten Sie die Arme ausgestreckt und die Hände locker. Schütteln Sie die Hände kräftig, um sie zu lockern. Drehen Sie sie langsam im Kreis, zuerst nach innen gegeneinander und dann nach außen, voneinander weg.

Übung 56
Fingerdehnung
Legen Sie Ihre Hände neben sich flach auf den Boden, die Finger gespreizt. Lehnen Sie sich nach vorn und dehnen Sie dabei die Hand zwischen kleinem Finger und Daumen. Wiederholen Sie die Dehnung, diesmal mit der Hauptdehnung zwischen Ringfinger und Daumen. Dann mit Mittelfinger und Daumen und zum Schluß mit dem Zeigefinger und Daumen.

Übung 57
Handgelenkübung
Lehnen Sie sich mit flach auf dem Boden und nach vorn gerichteten Händen soweit vor, bis die Handflächen sich leicht vom Boden abheben. Wiegen Sie sich nach vorn und hinten und drücken Sie dabei auf die Hände. Legen Sie nun die Handrücken auf den Boden und wiegen Sie sich vor und zurück, um die Handgelenke zu dehnen.

Übung 58
Schulterlockerungsbewegungen
Im entspannten Sitzen können mehrere Übungen zur Entspannung der Schultern gemacht werden.
a) Das Schulterzucken: Heben Sie, die Arme locker an Ihren Seiten, langsam die Schultern, um sie dann fallen zu lassen, so als ob Sie sagen wollten »was kümmert's mich«. Wiederholen Sie das mehrere Male. Atmen Sie beim Heben der Schultern ein und beim Fallenlassen aus.
b) Schulterrollen: Rollen Sie die Schultern hoch zu den Ohren, nach vorn, hinunter und zurück, mit seitwärts ausgestreckten Armen. Atmen Sie mit der Rückwärts- und Aufwärtsbewegung ein und bei der Bewegung nach vorn und unten aus. Rollen Sie dann in die andere Richtung und behalten Sie dieselbe Atmung bei. Die Bewegung nach vorn und unten sollte mit einem Einsin-

---

[1] Sichtbarmachung der den Menschen umgebenden individuell geprägten Aura mit fotografischen Mitteln, eine Entdeckung des Russen Kirlian.

ken der Brust, nicht des Rückens zusammengehen.
c) Die Arme ausstrecken: Die meisten von uns strecken nur die Arme und Hände nach etwas aus, nicht die Schultern. Diese Übung wird Ihnen den Unterschied deutlich machen. Strecken Sie zuerst die Arme und Hände aus. Dann erweitern Sie die Streckung, indem Sie die Schulter nach vorn bringen und ausatmen. Wenn die Ausatmung zu Ende gekommen ist, ziehen Sie die Schulter mit der Einatmung langsam wieder zurück. Dann, wieder mit der Ausatmung, strecken Sie Hände, Arme und Schultern weit aus. Wiederholen Sie das mehrere Male.
• Können Sie fühlen, wie Ihre Brust weich wird, während Sie sich nach etwas strecken? Und spüren Sie, daß diese Bewegung vom Herzen auszugehen scheint?
d) Dehnung der Schultern: Strecken Sie die Arme zur Seite. Heben Sie die Finger und drücken Sie mit den Handflächen gegen die Luft, um die Dehnung der Arme und Schultern zu verstärken. Halten Sie die Dehnung für einige Atemzüge und lassen Sie die Arme langsam wieder sinken. Versuchen Sie, die Schultern während der Übung unten zu behalten. Wiederholen Sie das ein- oder zweimal.

Übung 59
Nackenlockerungsübungen
Jetzt ist ein günstiger Zeitpunkt, die Nackenmuskeln zu lockern. Dazu können Sie die Übungen aus dem Abschnitt »Arbeit mit Kopf und Nacken« oder die folgenden, die wir vorher nicht genannt haben, benutzen.
Beugen Sie den Kopf vor und zurück. Kreisen Sie mit dem Kopf im Uhrzeigersinn und dagegen. Neigen Sie den Kopf zu beiden Seiten. Zuerst nach rechts, mit dem Gesicht nach oben, dann nach links, das Gesicht wieder nach oben. Das können Sie öfter wiederholen.

Übung 60
Streckung der Nackenmuskeln
Diese Übung ist ähnlich der des vorigen Abschnitts »Arbeit mit Kopf und Nacken«, nur wird sie hier im Sitzen gemacht.
Verschränken Sie Ihre Hände am Hinterkopf. Ziehen Sie den Kopf

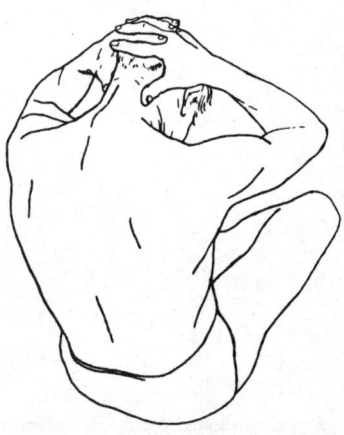

Abb. 38 Nackenübung (sitzend)

langsam nach unten, indem Sie den Druck nach und nach verstärken. Verstärken Sie ihn soweit, daß Sie dem Druck nachgebend sich nach vorne beugen und spüren können, wie sich die Dehnung in den Rücken erweitert. Setzen Sie sich wieder auf, behalten Sie die Hände am Hinterkopf und massieren Sie die Nackenmuskeln mit den Daumen. Arbeiten Sie den Nacken hinauf bis zur Basis des Schädels und dann an dieser Basis entlang.

• Konnten Sie die Verspannungen Ihrer Nackenmuskeln fühlen? Bei den meisten Menschen sind Sie wie gespannte Seile an den Seiten der Wirbelfortsätze.

• Konnten Sie die Verspannungen der Muskeln an der Schädelbasis fühlen? Diese Verspannungen verursachen oft Kopfschmerzen.

Übung 61
Augenübungen
Die Augenmuskeln können genau wie andere verspannt sein. Die Entspannung dieser Muskeln läßt die Augen weich bleiben. Es gibt zwei verschiedene Übungen, um dies zu erreichen. Die eine arbeitet mit Augenkontakt mit anderen Personen, die andere mit Augenbewegungen. Es ist wichtig, daß Sie Ihren Blick nicht unbeweglich oder fixiert werden lassen. Starren Sie nicht. Das friert die Augen ein, es verhindert Kontakt und das Aufkommen von Gefühlen. Lassen Sie sich während der Übungen zwinkern und bewegen Sie Ihre Augen. Lernen Sie mit einem Blick zu sehen und nehmen Sie auf, was Sie sehen können ohne zu starren.

a) Wenn Sie in der Gruppe im Kreis auf dem Boden sitzen, sollte jeder einmal jedes andere Mitglied der Gruppe ansehen. Lassen Sie die Augen jeden anderen kurz berühren, wie man so sagt; man kann bei der Berührung ein kurzes Erkennen spüren.

• Fühlten Sie den Kontakt zwischen Ihren Augen und denen der anderen? Spürten Sie das »sich erkennen«? Sahen Sie mit einem Blick oder starrten Sie? Zwinkerten Sie mit den Augen?

b) Schauen Sie soweit wie Sie können nach rechts, ohne den Kopf zu bewegen. Zwinkern Sie. Dann schauen Sie schnell nach oben und unten. Als nächstes schauen Sie langsam nach links, zwinkern und schauen wieder schnell nach oben und unten. Wiederholen Sie die Übung zweimal. Versuchen Sie sich einer eventuellen Tendenz, starr zu blicken, bewußt zu werden.

• Atmeten Sie weiter während der Übung? Fanden Sie es schwierig, mit Ihren Augen zu zwinkern oder sie zu bewegen?

c) Rollen Sie Ihre Augen, indem Sie zuerst nach rechts schauen, dann nach oben, dann nach links und dann nach unten, ohne Ihren Kopf zu bewegen. Kreisen Sie langsam

mehrmals und wiederholen Sie dann die Übung in die andere Richtung.
• Hielten Sie während der Übung den Atem an? Vergaßen Sie zu zwinkern? Wurde Ihnen bei der Übung schwindlig? Bekamen Sie leicht Kopfschmerzen? Spürten Sie Verspannungen in den Augenmuskeln, im Nacken oder an der Schädelbasis?

Übung 62
Gesichtsübungen

Diese Übungen dienen dazu, die Gesichtsmuskeln zu lockern und damit die Maske zum Verschwinden zu bringen, die so viele Leute unbewußt aufhaben. Unser Ziel ist, die ganze Spanne unserer Ausdrucksfähigkeit wieder zu erlangen.
a) Strecken Sie den Kiefer vor, zeigen Sie die Zähne und machen Sie ein böses Gesicht. Geben Sie dabei Laute von sich.
b) Schieben Sie den Kiefer vor und bewegen Sie ihn kräftig auf und ab, wieder verbunden mit einem Laut.
c) Schieben Sie den Kiefer vor und bewegen Sie ihn langsam und so weit Sie können nach rechts und nach links.
d) Strecken Sie die Zunge heraus und machen Sie den dabei angebrachten Laut, der Ihre ganze Verachtung zeigt. Tun Sie das mehrere Male.
e) Runzeln, rümpfen Sie Ihre Nase.
f) Heben und senken Sie Ihre Augenbrauen.

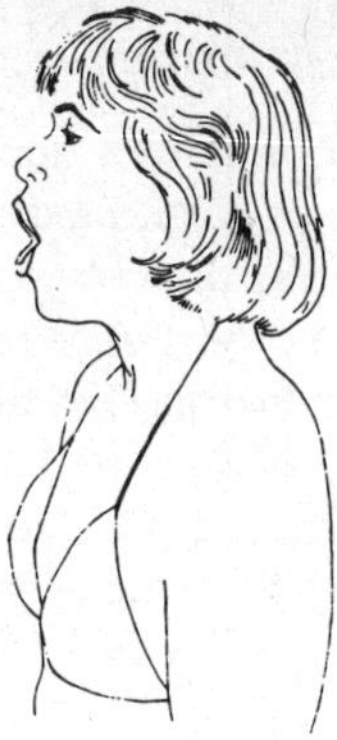

Abb. 39 Üben der Lippen

g) Lassen Sie den Kiefer hinten, entspannt und weich, verlangen Sie mit Ihren Lippen wie ein Baby die Brust. Ihr Mund sollte dabei offen sein. Tun Sie das langsam mehrere Male.
• Hielten Sie den Atem an?
• Fühlten Sie ein Zittern in den Lippen oder ein Vibrieren des Kiefers? Das ist eine positive Reaktion auf die Übungen.
• Spüren Sie ein Prickeln im Gesicht? Das spürt man zuerst um den Mund herum.
• Fühlt sich Ihr Gesicht lockerer an? Ein Ergebnis dieser Übungen ist eine gesündere und lebendigere Haut.

Übungen im Liegen

Übungen im Liegen sind deshalb wichtig, weil sie die Belastung der Schwerkraft wegnehmen. Zusätzlich hat diese Haltung einen regressiven Aspekt. Sie vereinfacht die Rückkehr zu einer kindlichen Körpereinstellung, die dazu einlädt, die Kontrolle »sein zu lassen«.

Die Grundhaltung ist die Rückenlage, die Arme an den Seiten, die Knie angewinkelt, so daß die Füße flach auf dem Boden stehen, ungefähr 55 cm auseinander. Der Boden sollte mit einem dicken Teppich oder einer Schaumgummilage bedeckt sein. Lassen Sie Ihren Kopf so weit wie möglich zurückfallen, so daß Sie sich nicht selbst beobachten.

Übung 63
Grundatmung

Lassen Sie Ihren Bauch soweit wie möglich heraus und versuchen Sie, mit dem Bauch zu atmen.

Legen Sie die Hände leicht auf den Unterleib und spüren Sie das Heben und Senken der Bauchdecke beim Ein- und Ausatmen.

Tun Sie das ungefähr eine Minute lang, ohne den Atem zu forcieren.

- Hob sich Ihr Bauch mit der Einatmung und senkte er sich mit der Ausatmung? Falls das nicht der Fall war, gelang Ihnen die Bauchatmung nicht.
- Spürten Sie Verspannungen in Kehle, Brust oder Zwerchfell?
- Vibrierten Ihre Beine? Das kann geschehen, wenn Sie diese Übung nach allen anderen machen. Dann sind Ihre Beine besonders stark aufgeladen.

Übung 64
Vibrationen in den Beinen

Dies ist eine einfache Übung, um die Beine zum Vibrieren zu bringen. Die Vibration wird durch die Dehnung und Entspannung der Kniesehnen hervorgerufen.

Sie liegen auf dem Rücken, heben

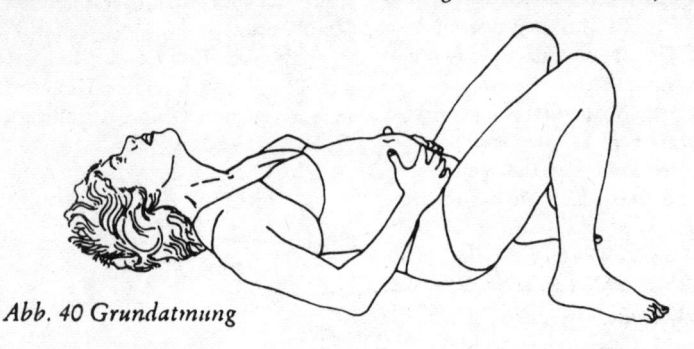

Abb. 40 Grundatmung

beide Beine, bis sie fast senkrecht sind, aber lassen die Knie locker und leicht gebeugt.

Ziehen Sie die Füße an und stemmen Sie die Fersen nach oben. Falls Sie nicht anfangen sollten, in den Beinen zu vibrieren, können Sie die Knie beugen und wieder aufrichten, aber ohne sie einrasten zu lassen. Atmen Sie leicht und lassen Sie die Beine ungefähr eine Minute vibrieren (siehe Abb. 41).

Übung 64 A
Variante
Machen Sie das gleiche wie in der vorigen Übung, aber halten Sie die Zehen mit den Händen fest.

Übung 65
Lockerung der Fußgelenke
Bei angehobenen Beinen, wie in der vorigen Übung, wird der Fuß mehrere Male gebeugt und gestreckt. Machen Sie mit den Füßen kreisende Bewegungen, drehen Sie sie erst einige Male in der einen Richtung gegeneinander und dann in der anderen. Stellen Sie die Füße flach auf den Boden. Strecken Sie ein Bein aus. Schütteln Sie das Fußgelenk kräftig. Dann das gleiche mit dem anderen Bein.

Übung 66
Durchbiegen des Rückens
Sie liegen auf dem Fußboden mit

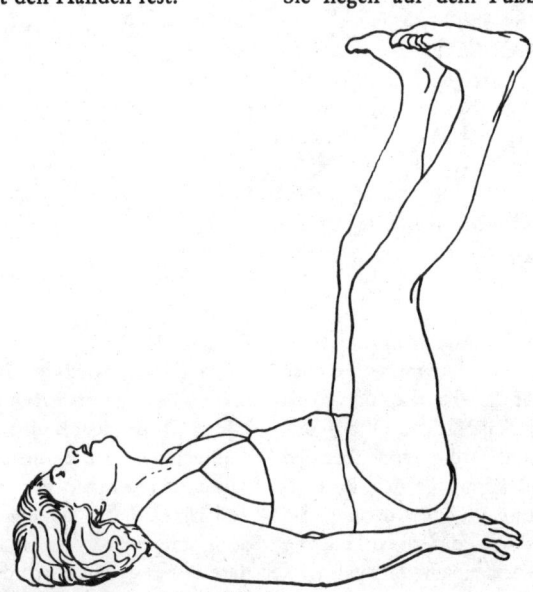

Abb. 41 Beinvibration. Siehe Abb. 10

einer gerollten Decke unter der Taille. Die Knie sind gebeugt, die Füße aufgestellt. Die Pobacken sollen den Boden berühren. Atmen Sie leicht in den Bauch. Lassen Sie den Kopf nach hinten fallen und bleiben Sie in dieser Haltung bis sie schmerzhaft wird.
- Fühlten Sie am Anfang Schmerzen im unteren Rücken? Wenn ja, ist das ein Zeichen für Verspannungen in dieser Gegend.
- War es Ihnen möglich, die Pobacken auf dem Boden zu lassen? Wenn Ihr unterer Rücken verspannt und steif ist, war es Ihnen vermutlich nicht möglich.
- Konnten Sie sich in den Schmerz hinein entspannen? Wenn ja, werden Sie gemerkt haben, daß der Schmerz nachließ.

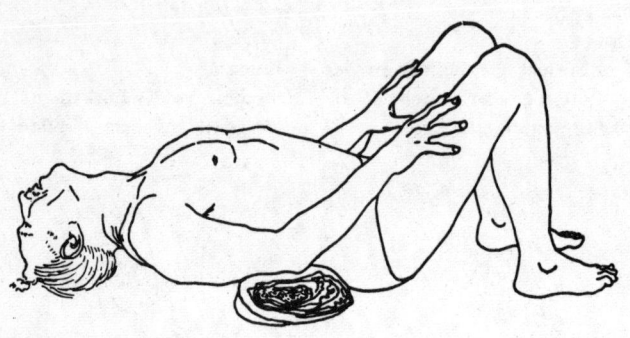

Abb. 42 Über der Rolle liegen

Übung 67
Ausgleich zur vorigen Übung
Legen Sie die zusammengerollte Decke unter die Pobacken und bringen Sie die Knie dicht an die Brust. Verschränken Sie die Arme über den Knien, und lassen Sie den unteren Rücken sich nach vorn dehnen. Sie werden merken, daß diese Haltung nach der vorigen sehr entspannend wirkt.

Übung 68
Beckenfeder
Diese Übung wird im Liegen gemacht, die Knie angewinkelt und die Füße flach auf dem Boden. Legen Sie eine gefaltete Decke unter die Pobacken. Heben Sie das Becken an und lassen Sie es auf die Decke federn, und zwar so stark, daß die federnde Bewegung durch den ganzen Körper geht. Wiederholen Sie das

einige Male, um so das Becken lokker zu schütteln. Die Übung kann auch mit Stimme gemacht werden, wie es im nächsten Kapitel beschrieben wird.

Übung 69
Dehnung der Schenkelinnenseiten
Die Haltung ist dieselbe wie in der vorigen Übung, die Pobacken auf der gefalteten Decke. Strecken Sie beide Beine so weit zur Seite aus, wie es Ihnen möglich ist. Halten Sie sich mit beiden Händen an der Decke fest. Stemmen Sie die Fersen in der Beinlinie von sich weg.

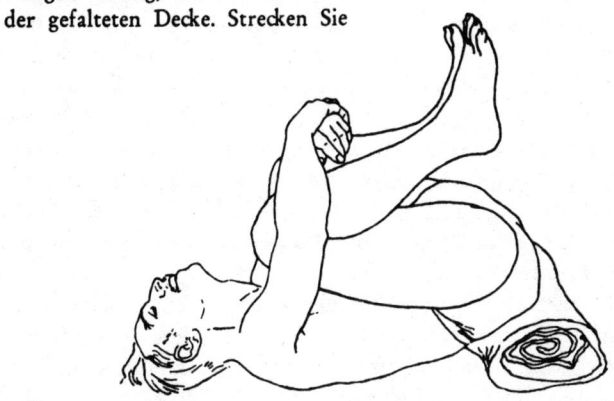

Abb. 43 Bogenumkehrung

9. Ausdrucksübungen

Während die Standardübungen sich darauf konzentrieren, Körperkontakt herzustellen und Verspannungen zu lösen, sollen die Ausdrucksübungen das Ausdrücken von Gefühlen fördern. Die Einschränkung von Gefühlsausdruck führt unweigerlich zu einem Verlust von Gefühlen, und damit zu einem Schwinden von Lebendigkeit. Wie Gedanken das Leben des Verstandes, machen Gefühle das des Körpers aus.
Kinder unterdrücken viele ihrer Gefühle, um sich dem Zuhause anzupassen. Sie fangen an, Angst, Wut, Traurigkeit und Freude nicht voll auszudrücken, weil sie meinen, die Eltern könnten diese Gefühle nicht teilen. Das Ergebnis ist, daß sie entweder unterwürfig oder rebellisch werden, keins von beiden ist ein natürlicher Ausdruck von Gefühlen. Rebellion ist oft ein Überdecken eines Bedürfnisses, Gehorsamkeit eine Unterdrückung von Wut oder Angst.
Gefühle kommen als spontane Impulse oder Bewegungen aus dem Innersten des Menschen. Um ein Gefühl zu unterdrücken, muß man die Lebendigkeit oder Beweglichkeit des Körpers dämpfen und einengen. So werden durch das Unterdrücken eines Gefühls alle Gefühle eingeschränkt. Solange allerdings Leben im Körper ist, ist immer noch Gefühlspotential vorhanden. Die Arbeit am Gefühlsausdruck in der Therapie, in einer Übungsgruppe oder zu Hause hilft Ihnen mit einigen der unterdrückten Gefühle wieder in Berührung zu kommen. Die wichtige Frage dabei ist: Können Sie mit den Gefühlen umgehen, die durch die Körperarbeit hervorkommen? Hier liegt eine gewisse Gefahr, allerdings mit einem eingebauten Sicherheitsgürtel: die meisten Menschen werden nicht mehr Gefühlen, als sie bewältigen können, erlauben hochzukommen. Eine andere Sicherheit bietet die Therapie, da ein kompetenter Therapeut Ihnen helfen kann, neue und furchterregende Gefühle nicht nur zu empfinden, sondern auch damit umzugehen. Er oder sie kann Ihnen dabei zu verstehen helfen, wo die Gefühle herkommen, und damit dem »Ausagieren« vorbeugen.

Ein Gefühl wird »ausagiert«, wenn es in einem anderen als dem Entstehungszusammenhang ausgedrückt wird. Ein Beispiel wäre der Mann, der im Betrieb von seinem Vorgesetzten gedemütigt wird, seinen Ärger darüber nicht ausdrücken kann oder es nicht wagt, und nach Hause kommt und seine Kinder schlägt. Gefühle, die während der Kindheit nicht ausgedrückt wurden, werden oft im Leben des Erwachsenen zum Schaden aller Beteiligten ausagiert. Eine Frau, die ihrem Vater seine Gleichgültigkeit ihr gegenüber als Kind übelnahm, läßt das z. B. an ihrem Ehemann aus.

In der sicheren Umgebung einer Therapiesitzung oder Übungsgruppe kann das Ausdrücken eines Gefühles der Erregung oft genügend von ihrem Druck nehmen, um sie in den richtigen Grenzen zu halten. Hier ein Beispiel, wie man das auch zu Hause machen kann. Viele Hausfrauen empfinden die Frustrationen und Enttäuschungen des täglichen Lebens als unerträglich. Oft laden sie ihre Gefühle auf die Kinder ab, die weder dafür verantwortlich noch das angemessene Gegenüber für solche Gefühlsausbrüche sind. Mütter, die in bioenergetischer Therapie waren, fanden heraus, daß sie sich in der Zurückgezogenheit ihres Schlafzimmers ihres Ärgers sehr gut entledigen konnten, und zwar mit Hilfe eines Tennisschlägers, mit dem sie auf das Bett einschlugen. Dabei wird kein Unschuldiger einbezogen oder verletzt. Ist der Dampf einmal abgelassen, kann man wieder viel vernünftiger handeln. Auf diese Weise vermeidet man auch, sich äußerlich zu verspannen. Das ist übliche bioenergetische Praxis. Und einer der besten Ratschläge, die die Bioenergetik geben kann: Schlagen Sie lieber Ihr Bett mit dem Tennisschläger oder mit Ihren Fäusten, als auf Ihren Gefühlen sitzen zu bleiben oder Ihre Kinder anzuschreien.

Übung 70
Fußtritte aus der Hüfte
Diese Übung wird auch im Liegen, den Hintern auf einer zusammengerollten Decke, gemacht. Die Knie werden zur Brust angezogen. Halten Sie die Decke mit den Händen fest und treten Sie mit der linken Ferse kräftig aus. Ziehen Sie das Knie wieder zurück und treten Sie mit der rechten Ferse. Wiederholen Sie das mehrere Male mit jedem Bein. Sie sollten nicht nach oben, sondern in einer Linie mit dem Körper treten.

• Kann die Bewegung aus der Hüfte oder aus dem Knie? Um die nötige Hüftbewegung zu erreichen, müssen Sie Ihr Knie ganz bis zur Brust heranziehen. Hatten Sie das Gefühl, sagen zu müssen: »Hau ab!« Wenn Sie es laut sagen, wird es eine expressive Übung.

Übung 71
Nach etwas verlangen
Sie liegen wie in der ersten Liegeübung, der Atemübung. Strecken Sie beide Arme aus, als wären Sie ein Baby, das nach seiner Mutter verlangt. Strecken Sie mit jeder Ausatmung Ihre Arme ein bißchen weiter aus.

- Fühlen Sie, wie Sie sich zurückhalten?
- Lassen Sie Ihre Hände wie in einer aussichtslosen Geste hängen?
- Spüren Sie, wie Sie verlangen?

Übung 72
Mit den Lippen verlangen
Lassen Sie die Arme an den Seiten liegen und verlangen Sie mit den Lippen, als wollten Sie saugen, wie in der Übung 62 im vorigen Abschnitt (siehe Abb. 39).
Lassen Sie den Mund offen und die Kiefer locker. Ziehen Sie den Mund wieder zurück und strecken ihn in der verlangenden Bewegung wieder aus.

- Wenn Sie die Lippen nach vorn bewegen, kommen dann Ihre Kiefer auch, wie im Trotz, nach vorn?
- Können Sie die Lippen verlangend ausstrecken und dabei tief und leicht weiteratmen?
- Vibrieren oder kribbeln Ihre Lippen?
- Weckt diese Übung ein Gefühl des Verlangens?

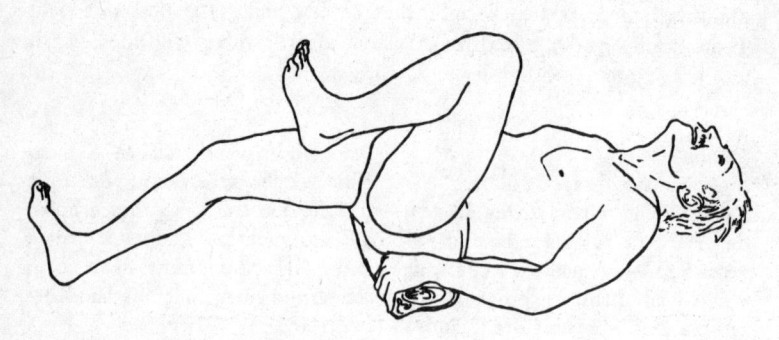

Abb. 44 Fußtritt auf der Rolle

Viele Standardübungen aus Kapitel 8 können als expressive Übungen dienen, wenn Sie ihnen mit der Stimme eine entsprechende Aussage hinzufügen. Nach etwas verlangen, z. B. kann sehr expressiv (und manchmal sehr emotional) werden, wenn Sie dabei nach »Mamma« oder »Papa« rufen. Dieses nach Mutter oder Vater Verlangen hat schon in einführenden Workshops viele zum Weinen gebracht. Die meisten Menschen unserer Gesellschaft haben ein stark unterdrücktes Verlangen nach Nähe zu einem oder beiden Eltern, das sie als Kinder nie ausdrücken konnten. Wenn dieses Gefühl nicht zu tief vergraben wurde, kann es durch diese Übungen und die Atmung wieder zum Vorschein gebracht werden.

Wir haben schon erwähnt, wie die Fußtritt-Übung eine Gelegenheit zur Selbstaussage wird, indem man ihr die Worte »Hau ab« zufügt. Wenn man während der Übung ein Gefühl wecken und es dann auch ausdrücken kann, wird das Geschehen oft sehr intensiv und geladen.

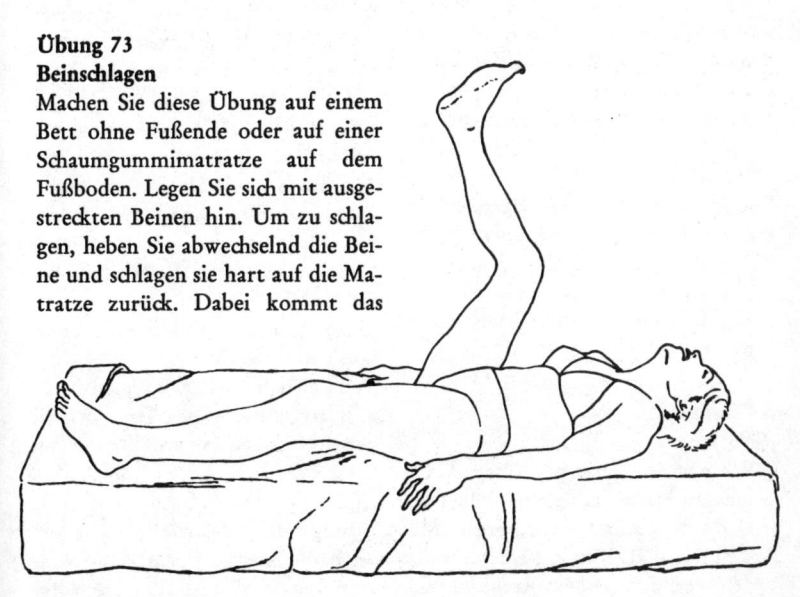

Übung 73
Beinschlagen
Machen Sie diese Übung auf einem Bett ohne Fußende oder auf einer Schaumgummimatratze auf dem Fußboden. Legen Sie sich mit ausgestreckten Beinen hin. Um zu schlagen, heben Sie abwechselnd die Beine und schlagen sie hart auf die Matratze zurück. Dabei kommt das

Abb. 45 Beinschlag

ganze Bein mit der Matratze in Berührung, nicht nur die Ferse. Halten Sie die Beine gerade, ohne sie steif oder starr zu machen. Schlagen Sie in einem bestimmten Rhythmus auf das Bett: ein Bein geht hoch, während das andere herunter kommt. Versuchen Sie die Bewegung aus der Hüfte und nicht aus dem Knie kommen zu lassen. Das erreichen Sie, indem Sie das Bein soweit wie möglich anheben, ohne die Knie zu beugen. Sagen Sie bei jedem Aufschlag laut und entschlossen »Nein.« Dann sagen Sie ein lang anhaltendes »Nein«, während Sie rasch hintereinander mehrere Male schlagen.

● Fühlte sich Ihr Schlagen wirksam an oder fühlten Sie sich dabei kraftlos?
● Hörten Sie sich überzeugend an oder klangen Sie zögernd oder ängstlich?
● Konnten Sie das Schlagen kräftig durchhalten oder klang es nach anfänglichem Anstoß kläglich aus?
● Hatten Sie einen übereinstimmenden Rhythmus aus Stimme und Bewegung?

Übung 73 A
Variante
Benutzen Sie jetzt das Wort »Warum« an Stelle des »Nein«. Für viele ist das bedeutungsvoller, vermutlich, weil ihnen als Kindern erzählt worden war, daß sie kein Recht hätten, die Anordnungen ihrer Eltern in Frage zu stellen. Versuchen Sie, während des Schlagens das »Warum« in die Länge zu ziehen. Daraus kann sich sogar ein Schrei entwickeln, womit Ihr Gefühl einen Höhepunkt erreicht hat. Hinterher werden Sie sich entspannt und befreit fühlen.

Übung 74
Rhythmisches Beinschlagen
Diese Übung ist nur teilweise eine expressive, da sie ohne stimmlichen Ausdruck gemacht wird. Sie wurde entwickelt, um Ihnen eine Empfindung dafür zu geben, daß Ihre Beine ein Mittel zur Selbstäußerung sein können. Die Übung stärkt Ihre Beine und lädt sie auf, außerdem verbessert sie Ihren Atem.
Machen Sie das rhythmische Beinschlagen genau wie in der vorigen Übung, nur zählen Sie diesmal die Aufschläge. Jedes Bein zählt eins. Tun Sie es so oft Sie können. Sagen wir 60 sei Ihre Grenze (was wenig ist). Dann machen Sie die ganze Übung noch einmal. Wiederholen Sie die Übung am nächsten Tag und fügen Sie 10 Aufschläge hinzu oder, falls das zuviel ist, nur 5.
Versuchen Sie jeden Tag, oder zumindest jeden zweiten Tag, die Zahl der Aufschläge zu erhöhen. Wenn Sie 200 erreicht haben, genügt das. Ältere Leute haben mit dieser Übung mehr Schwierigkeiten, da die Beine verspannter und die Muskeln weniger flexibel sind. Der Alterungsprozeß scheint bei den Beinen

anzufangen. Durch regelmäßiges Üben können Sie Ihre Beine weicher und lebendiger halten.
Es ist eine der Übungen, die Patienten in bioenergetischer Therapie als Hausaufgabe gegeben wird. Wir werden sie im Abschnitt über Hausübungen im Kapitel 13 noch einmal anführen.

Übung 75
Hämmern mit den Armen
Dies ist eine sehr leichte Übung. Sie liegen auf der Matratze, die Knie gebeugt, die Füße flach aufgestellt. Machen Sie mit den Händen Fäuste, heben Sie sie über den Kopf. Hämmern Sie mit den Fäusten auf die Matratze und sagen Sie bei jedem Schlag »Nein«. Wiederholen Sie das oft.
- Waren Ihre Schläge wirksam? War Ihr »Nein« überzeugend?
- Fühlten Sie, daß Sie ein Recht haben, »Nein« zu sagen?

Übung 75 A
Variante
Wiederholen Sie dieselbe Übung und sagen Sie diesmal »Ich will nicht« anstatt »Nein«. Dies ist eine stärkere Aussage mit mehr Ich darin.

Übung 76
Tobsuchtsanfall
Diese Übung sollte nicht allein gemacht werden. Ebensowenig sollte sie in einer Übungsgruppe gemacht werden, es sei denn, die Mitglieder haben sehr viel Erfahrung in bioenergetischer Arbeit. Wir benutzen sie in Therapiesitzungen, wo sie denen hilft, die Schwierigkeiten haben, loszulassen. Sie ist emotional sowie körperlich sehr mächtig. Wir führen sie hier auf, um dem Leser einen Eindruck von der Spanne der Ausdrucksübungen zu geben. Die Übung ist nicht gefährlich, kann aber, wenn Sie sehr stark kontrolliert sind, zu Schwindelgefühlen führen. Sie lie-

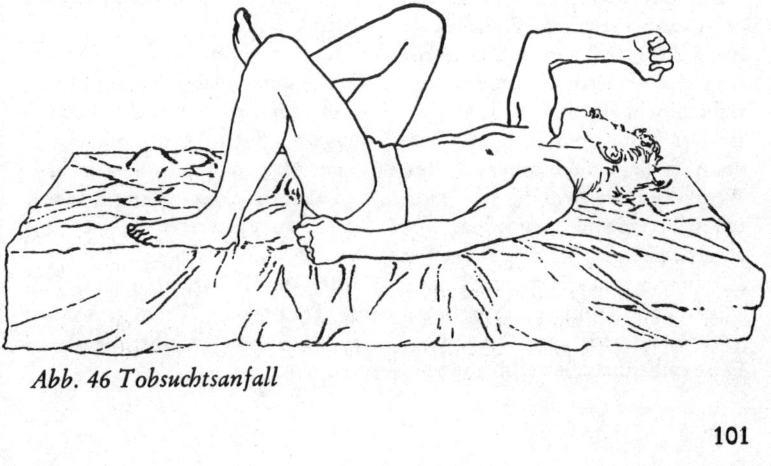

Abb. 46 Tobsuchtsanfall

gen auf einer Matratze oder Matte auf dem Fußboden, die Knie sind angewinkelt, die Füße flach aufgestellt. Fangen Sie damit an, mit den Füßen abwechselnd auf die Matratze zu stampfen. Bringen Sie die Knie dicht an den Körper, so daß die Bewegung von der Hüfte und nicht vom Knie ausgeht. Tun Sie das eine Weile und halten Sie dann ein.

Beginnen Sie wieder mit den Füßen auf die Matratze zu trommeln und hauen Sie gleichzeitig mit den Fäusten abwechselnd auf die Matratze. Jetzt benützen Sie Arme und Beine. Wiederholen Sie die Übung und lassen Sie mit der Bewegung Ihres Körpers den Kopf nach links und rechts mitgehen. Schreien Sie laut und anhaltend »Ich will nicht«, während Sie strampeln.

Der Schlüssel zu dieser Übung ist die Koordination zwischen Beinen, Armen und Kopf. Wenn die Übung richtig gemacht wird, bewegt sich der ganze Körper als Einheit. Der linke Arm trifft mit dem linken Bein und der rechte Arm mit dem rechten Bein gleichzeitig die Matratze. Der Kopf dreht sich zur Seite des Aufschlags und nicht davon weg. Wenn der linke Arm mit dem rechten Bein zusammen aufschlägt, ist es, als ob Sie in zwei sich kreuzende Richtungen auseinander gingen. Wenn Sie es richtig machen, bewegen Sie sich wie eine Windmühle. Diese einheitliche Bewegung ist wunderschön anzuschauen. Man wird nicht einmal schwindlig dabei. Das Schwindelgefühl kommt nur auf, wenn Sie nicht voll mit der Bewegung mitgehen können und sich unbewußt dagegen sperren.

Übung 77
Mit Lippen und Armen nach etwas verlangen
Diese Übung läßt Sie das Verlangen des Kindes nach der Mutter nachempfinden. Sie kann durch den Gebrauch des Wortes »Mamma« sehr emotional werden und starkes Verlangen wecken. Legen Sie sich auf den Boden, die Knie gebeugt, die Füße flach aufgestellt. Atmen Sie leicht in den Bauch.
Strecken Sie die Arme aus und verlangen Sie mit den Lippen, wie es die Abbildung 39 zeigt. Sagen Sie dabei »Mamma« und versuchen Sie, das volle Gefühl in Stimme und Arme zu legen.
• Spürten Sie ein Zurückhalten des Gefühles?
• War es Ihnen peinlich? Fühlten Sie sich dumm dabei, wie ein kleines Kind nach der Mutter zu verlangen? Vergessen Sie nicht, daß wir in unserem Herzen immer Kinder bleiben, und wir alle zwei Eltern haben, denen wir in unserem Herzen immer verbunden bleiben.
• Brachte das Verlangen ein Gefühl der Traurigkeit? Wenn ja, können Sie weinen oder ist Ihre Kehle zugeschnürt?

Übung 78
Fordern

An Stelle des Verlangens, wie in der vorigen Übung, machen Sie diesmal Fäuste. Schütteln Sie sie kräftig. Sagen Sie »Warum«, »Warum warst du nicht da?«, »Warum hast du dich nicht um mich gekümmert?« Benutzen Sie irgendeinen Satz, der Ihnen angemessen erscheint.
- Konnten Sie damit eine Emotion ausdrücken? Wenn nicht, zeigt es, daß Sie sich zurückhielten. Entweder war die Situation nicht die richtige oder Sie sind gehemmt.

Übung 79
Ausdruck von Wut oder Zorn

Jeder sollte so frei sein, daß es ihm möglich ist, seine Wut körperlich auszudrücken, wenn es angemessen erscheint. Die meisten Menschen haben zuviel Angst vor Gewalttätigkeiten, als daß es ihnen möglich wäre, ohne extrem provoziert worden zu sein, ihre Wut körperlich auszudrücken. Unglücklicherweise gibt es in unserer Kultur ein Tabu des Schlagens, unglücklicherweise deshalb, weil es nur bewirkt, daß unschuldige Menschen gegenüber Raudis hilflos sind.

Stellen Sie sich vor ein Bett, am besten mit Schaumgummimatratze, so daß Sie weder sich selbst noch dem Bett Schaden zufügen können. Dies ist eine unvermeidliche Übung, für diejenigen, die Verspannungen

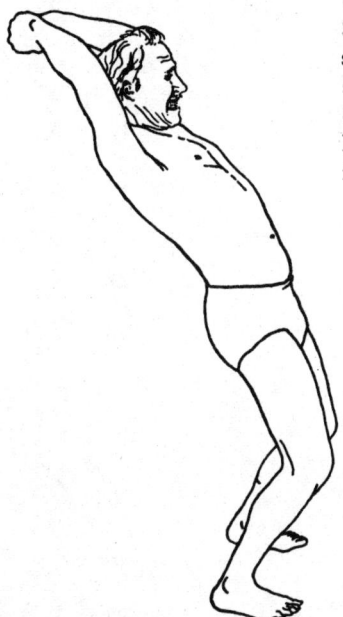

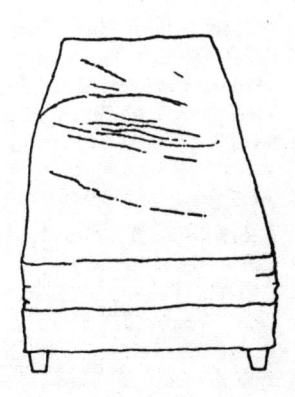

Abb. 47 Mit den Fäusten hämmern

im Schultergürtel haben. Diese Verspannungen kommen zum größten Teil von einer Hemmung, mit den Armen zuzuschlagen. Es gibt verschiedene Varianten dieser Übung. Stehen Sie, die Füße ungefähr 50 cm auseinander, die Knie leicht eingeknickt. Machen Sie Fäuste und heben Sie sie über den Kopf. Heben Sie die Ellbogen soweit hinter den Kopf, wie es Ihnen möglich ist. Dann schlagen Sie mit beiden Fäusten kräftig, aber entspannt aufs Bett, ohne die Bewegung zu forcieren.

Sagen Sie dabei irgendetwas, das Wut ausdrückt, wie »Nein«, »Ich will nicht«, »Laß mich allein«, »Scheißkerl« oder »Ich hasse dich«.

• Empfinden Sie Ihre Schläge als wirksam oder kraftlos?

• Spüren Sie bei der Übung irgendein Gefühl? Es ist nicht einmal nötig, ein starkes Gefühl zu haben, um diese Übung bedeutungsvoll zu machen.

• Macht Ihnen Ihre eigene potentielle Gewalttätigkeit Angst? Dann wird das häufigere Üben Ihre Angst verringern und Ihnen zeigen, daß Sie Ihre Wut unter Kontrolle haben.

Übung 80
Gebrauch des Tennisschlägers, um den Ärger auszudrücken
Dieselbe Übung machen wir mit dem Tennisschläger an Stelle der Fäuste. Der Schläger gibt Ihnen ein zusätzliches Gefühl der Macht und läßt Sie das Gefühl der Kraftlosigkeit überwinden. Heben Sie den Schläger über den Kopf und schlagen Sie wiederholt mit der flachen Seite auf das Bett.

Sprechen Sie aus, was immer für ein Gefühl in Ihnen hochsteigt. Sie können niemandem mit dieser Übung wehtun.

• Konnten die Schläge Ihnen ein Gefühl der Befriedigung geben?

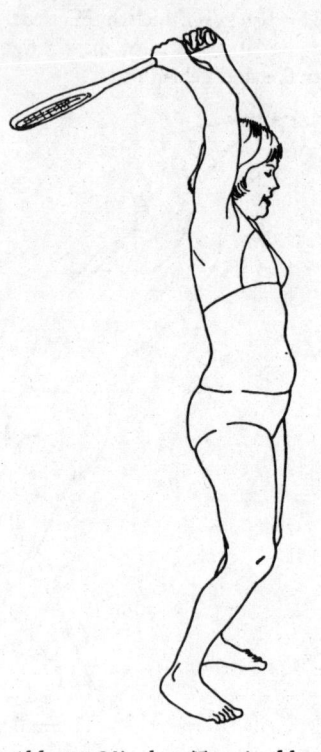

Abb. 48 Mit dem Tennisschläger schlagen

• Machte das Geräusch der Schläge Ihnen Angst? War es zu gewalttätig? Hatten Sie Angst, daß Sie Lust haben würden, jemanden umzubringen? Wenn Sie das Gefühl annehmen und ausdrücken (»Ich bringe dich um«), indem Sie auf das Bett einschlagen, werden Sie sich eines großen Teils Ihrer mörderischen Wut entledigen und die Kontrolle über dieses Gefühl bekommen. Es ist dann um vieles unwahrscheinlicher, daß Sie diese Wut im wirklichen Leben loslassen.

Übung 81
Rhythmisches Schlagen

Diese Übung haben wir persönlich benützt, und viele Patienten machen sie regelmäßig. Sie geht wie das rhythmische Beinschlagen und stärkt Ihre Arme, hilft Ihnen Übereinstimmung in Ihren Armbewegungen zu entwickeln und löst Verspannungen des Schultergürtels.

Heben Sie beide Fäuste oder den Tennisschläger und hauen Sie zwanzigmal auf das Bett ein. Schlagen Sie rhythmisch, weder zu langsam noch zu schnell. Atmen Sie mit dem Heben der Arme ein und beim Heruntergehen voll aus. Strecken Sie die Arme, so weit Sie können, hinter den Kopf, um möglichst viel Energie für Ihren Schlag zu sammeln. Als bekanntes Gesetz für Muskelarbeit gilt: Je stärker die Dehnung, desto mächtiger und wirksamer ist die resultierende Kontraktion. Sie brauchen gar nicht hart zu schlagen, die Wucht des Aufschlags kommt von der Dehnung und der Zeiteinteilung. Es ist ähnlich wie das Abschießen eines Pfeils vom Bogen. Wenn Sie eine volle Dehnung über den Kopf hinaus machen, entwickelt sich der Schlag spontan aus der Bewegung des Loslassens. Wenn Sie 20 Schläge ohne Anstrengung machen können, erhöhen Sie die Anzahl gleichmäßig, bis Sie 40 oder 50 erreicht haben.

Übung 81 A
Variante

Eine andere Art zu schlagen ist es, wenn Sie das Bett mit beiden Fäusten abwechselnd schlagen. Damit dehnen Sie Muskeln, die bei der vorigen Übung nicht benützt wurden. Wichtig ist auch hier wieder: Bleiben Sie locker und dehnen Sie Ihre Arme vor dem Schlag so weit Sie können. Atmen Sie mit der vollen Dehnung ein und mit dem Schlag aus. Versuchen Sie jeweils, die Faust über das Ohr der anderen Körperseite zurückzubringen, um das Maximum an Aufschlagwucht zu bekommen.

Übung 82
Aggression

Die eigentliche Wortbedeutung ist: »sich auf etwas zu bewegen«. Die Bedeutung, in der es gebraucht wird, ist »auf das losgehen, was man will«. Ein aggressiver Mensch ist jemand, dessen Richtung die Erfüllung seiner Bedürfnisse ist. Das Fehlen von Aggression bedeutet Passivität und Warten. Eine gute Übung um Aggression zu entwickeln ist das Auswringen eines Handtuchs. Sie rollen dabei ein mittelgroßes Handtuch zusammen und wringen es mit beiden Händen so stark Sie können. Sagen Sie währenddessen: »Gib's mir«. Tun Sie das eine ganze Weile, wringen Sie das Handtuch und sagen Sie: »Gib's mir«.

● Erreichten Sie den Punkt, wo Sie das Gefühl hatten, daß Sie bekommen können, was Sie wollen?

● Lockerten Sie Ihren Griff nach jeder Forderung, oder konnten Sie festhalten?

● Klang Ihre Stimme fest und fordernd?

● Haben Sie das Gefühl, das bekommen zu können, was Sie wollen? Wäre das nicht ein schönes Gefühl?

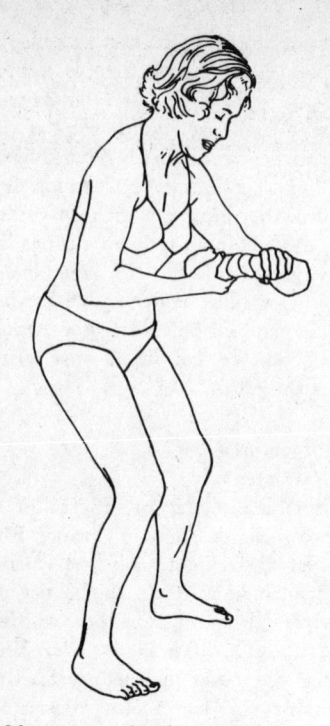

Abb. 49 Handtuchwringen

Jede expressive Handlung ist in dem Sinne aggressiv, als Sie mit Ihrem Gefühl oder Ihrer Energie auf die Welt »zugehen«. Wir sollten Aggression nicht nur im negativen Sinne der politischen Wissenschaften verstehen. Nach Liebe zu verlangen oder Liebe zu geben sind aggressive Handlungen. »Ich liebe Dich« zu sagen, ist genau so aggressiv wie »Ich hasse Dich«. Die Aggression liegt darin, auf jemanden zuzugehen oder jemand anzureden, und nicht im Inhalt der Worte. Dagegen ist es ein Zeichen von Passivität, wenn man ein Gefühl hat und es nicht ausdrücken kann. Jede Selbstäußerung enthält einen gewissen Grad von Aggression. Um sich voll darstellen zu können, muß der Körper frei von Verspannungen sein, besonders von den Verspannungen, die unsere natürliche Aggression blockieren. Da unsere Aggression von Kindheit an unterdrückt wurde, ist viel Arbeit nötig, um sie freizusetzen. Bei diesem Unternehmen kann Ihnen häufiges und wiederholtes Arbeiten mit unseren Übungen sehr helfen.

10. Arbeit mit dem bioenergetischen Hocker

Das Liegen über dem bioenergetischen Hocker ist ein wichtiger Teil der bioenergetischen Körperarbeit. Es hilft, die verspannten Rückenmuskeln, die man sonst schwer erreicht, zu dehnen. Und es hilft Ihnen, ohne Anstrengung tiefer zu atmen. Wenn Sie über dem Hocker liegen und in diese Spannung hinein loslassen, öffnen Sie sich spontan für den Atem und brauchen sonst nichts mehr dazu zu tun. Ebenso mühelos dehnt und streckt diese Haltung an sich die verspannten Rückenmuskeln von ganz allein.
Der übliche bioenergetische Hocker ist eine Abart der hölzernen Küchenstufenleiter, die anfangs benutzt wurde. Ein oder zwei dicht gerollte Decken werden über den Hocker gebunden. Wir benützen Armeedecken, weil sie sich dichter zusammenrollen lassen. Der Hocker ist 75 cm hoch und die aufgerollten Decken ungefähr 20-30 cm. Wie bei der Küchenstufenleiter sind die Beine gespreizt und mit Querstücken verbunden, damit er eine breite solide Basis hat. Auf Abbildung 50 sehen Sie so einen Hocker. Unter der Plattform ist eine Stange von ungefähr 3 cm Durchmesser angebracht. Sie steht an beiden Seiten etwa 15-20 cm vor und dient als Handgriff. Sie können die bioenergetischen Hocker bei verschiedenen Herstellern kaufen, wobei der Preis vom Holz und der Art der Verarbeitung abhängt. Man kann auf viele verschiedene Weisen mit dem Hocker arbeiten. In der Übung, die vorwiegend gebraucht wird, liegen Sie mit dem Rücken auf dem Hocker, wobei die unteren Enden der Schulterblätter auf der Decke liegen, ungefähr in gleicher Höhe mit den Brustwarzen, und das ist die Ebene, wo die Luftröhre sich verzweigt und je ein Arm in eine Lunge führt. Die meisten Menschen sind dort sehr verspannt. Wenn Sie auf dem Stuhl liegen, strecken Sie Ihre Hände nach der Lehne eines anderen Stuhles aus, der hinter dem bioenergetischen Hocker steht.

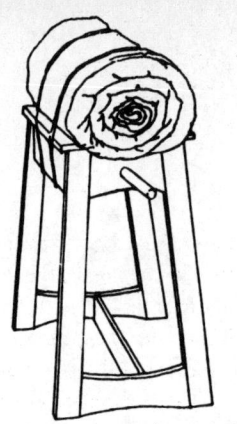

Abb. 50 Bioenergetischer Hocker

Übung 83
Liegen über dem Hocker
Um sich am leichtesten über den Hocker zu legen, stellen Sie sich mit dem Rücken dagegen und legen beide Hände auf die Deckenrolle hinter Ihnen. Dann bringen Sie Ihren Rücken langsam an die Rolle heran, bis er aufliegt, und nehmen die Hände weg. Der Hocker trägt Ihr Gewicht. Dann heben Sie Ihre Arme und strecken Sie sie nach dem Stuhl dahinter aus. Beugen Sie die Knie und lassen Sie die Füße flach auf dem Boden. Bleiben Sie auf dem Hocker, so lange Sie es bequem können, aber beim ersten Mal nicht länger als eine Minute. Versuchen Sie zu erspüren, was in Ihnen vorgeht.

Wenn Sie aufstehen, tun Sie das nicht zu schnell. Heben Sie zuerst Ihren Kopf und stützen ihn mit Ihren Händen, wie auf der Abbildung 52. Das ist eine Ruhestellung, in der Sie den tieferen Atem sich ohne Anstrengung fortsetzen lassen.

• War es Ihnen möglich, den Stuhl hinter sich zu erreichen? Hatten Sie Schmerzen im oberen Rücken, wo er auf dem Hocker auflag?
• Wenn Ihr Rücken sehr steif und

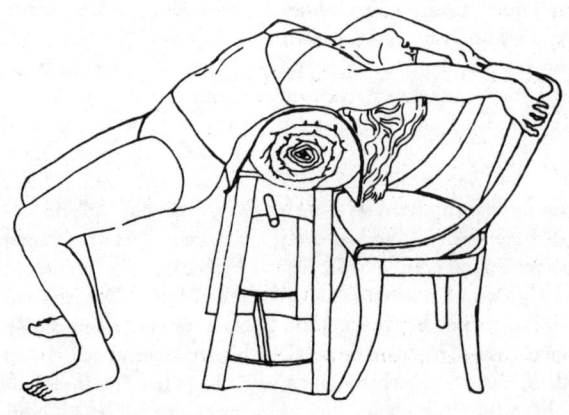

Abb. 51 Zurücklehnen über den Hocker

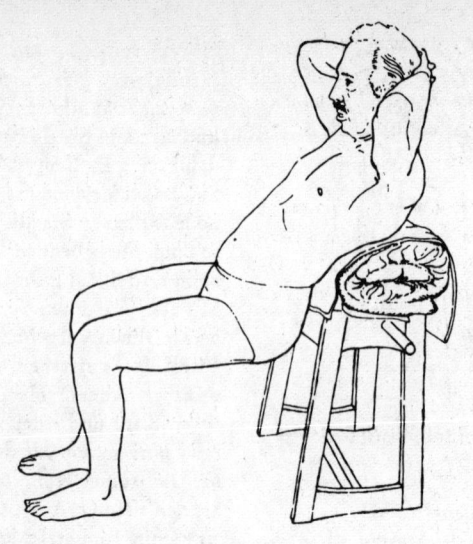

Abb. 52 Ruhestellung

verspannt war, war es Ihnen wahrscheinlich nicht möglich, den Hocker zu berühren. Die Streckung kann sehr schmerzhaft sein. Richten Sie sich auf und versuchen Sie es noch einmal. Gewöhnlich verschwindet der Schmerz mit der Übung, wenn sich die Rückenmuskeln entspannen. Mit der Zeit wird die Übung sogar ein Vergnügen.

• Wenn Sie eine Schultergelenksentzündung haben, wird es Ihnen unmöglich sein, den Arm so weit nach hinten zu strecken, daß Sie den Stuhl berühren. Erzwingen Sie es nicht. Machen Sie die Übung nur mit einem Arm. Trotzdem ist in allen Fällen, die wir gesehen haben, durch die Schulterübungen, die im Kapitel 8 beschrieben werden, und durch die fortgesetzte Arbeit mit dem bioenergetischen Hocker merkliche Besserung bei Schultergelenksentzündungen festgestellt worden.

• Spürten Sie Verspannungen des Zwerchfells oder der Bauchmuskeln? Wenn der Bauch stark kontrahiert ist, kann die Dehnung der Bauchmuskeln in dieser Haltung etwas schmerzhaft sein. Dieser Schmerz verschwindet, sobald die Muskeln sich beim Tiefatmen entspannen.

• Spürten Sie Schmerzen im unteren Rücken? Das ist wieder ein Zeichen für eine ziemliche Verspannung in der Gegend.

• Konnten Sie Ihre Füße auf dem Fußboden fühlen? Wenn ja, sind Sie sich vielleicht größerer Lebendigkeit in den Beinen bewußt geworden, die sich als Kribbeln oder Nadelstiche bemerkbar machte. Spürten Sie ein Kribbeln in Armen und Gesicht?

• Hatten Sie Schwierigkeiten zu atmen? Fühlten Sie ein Engerwerden oder Würgen in der Kehle? Das würde bedeuten, daß Sie sich unbewußt gegen tieferes Atmen wehren. Sie können das zu einem gewissen Grad überbrücken, indem Sie mit der Ausatmung einen Ton machen. Das Würgegefühl kann auch durch einen unterdrückten Impuls zum Weinen hervorgerufen werden. Wenn Sie solch einen Impuls wahrnehmen, versuchen Sie ihm nachzugeben.

Schaukeln Sie bei jedem Versuch, die Arme weiter nach hinten zu strecken, vor und zurück. Wenn Sie spüren können, daß Sie sich in den Muskeln ein wenig entspannt haben, versuchen Sie, die Stuhllehne für eine halbe Minute oder länger festzuhalten.

Gehen Sie in die Ruhehaltung mit den Händen als Stützen am Hinterkopf zurück und atmen Sie eine Weile ruhig.

Wenn Sie sich vom Hocker erheben wollen (Sie sollten nicht länger als zwei Minuten darauf bleiben), drücken Sie sich mit den Händen an der Decke oder den Handgriffen auf die Füße zurück.

Übung 83 A
Variante

Wenn die Stellung, die wir in Übung 83 beschrieben haben, zu anstrengend für Sie ist, benutzen Sie diese Schaukelübung, um die Belastung zu reduzieren. Sie lehnen mit dem Rücken am Hocker und halten Ihre Arme nach oben. Strecken Sie sie nach hinten so weit Sie können und dann wieder nach oben. Lassen Sie Ihren Kopf den Bewegungen der Arme folgen. Auf diese Weise belasten Sie Rücken und Schultern nur sehr momentan, im Gegensatz zur längeren Belastung der ersten Übung.

Wiederholung der Übung 1
Grundlegende Vibrations- und Erdungsübung

Jedesmal wenn Sie auf dem bioenergetischen Hocker waren, sollten Sie die Rückwärtsdehnung des Rückens durch eine Vorwärtsbewegung ausgleichen. Dazu eignet sich am besten die erste Übung. Sie werden schon bemerkt haben, daß wir in der Bioenergetik einer Bewegung in die eine Richtung gern eine Bewegung in die andere Richtung folgen lassen. Das erhöht die Flexibilität des Körpers und im weiteren Sinne die Beweglichkeit der Persönlichkeit.

Übung 84
Verschiedene Stellungen auf dem bioenergetischen Hocker

Der bioenergetische Hocker wird zur Dehnung und Entspannung der

Rückenmuskulatur benützt. In den Übungen 83 und 83 A wurde das Hauptgewicht auf den oberen Rücken gelegt. Aber dieser Druck kann durch Verlagerung nach unten oder oben sehr leicht auf andere Stellen gerichtet werden. Wenn Sie mit der Mitte des Rückens auf der Deckenrolle liegen, wird die Belastung die Muskeln dort beeinflussen, ebenso wie das Zwerchfell, das seinen Ansatz im mittleren Wirbel hat. Sie können den Hocker neben ein Bett stellen, um sich mit einem sichereren Gefühl zurücklehnen zu können. Stellen Sie den Hocker neben ein Bett (siehe Abb. 53). Legen Sie die Hände auf den Stuhl hinter Ihnen und lehnen Sie sich mit der Rückenmitte über die Deckenrolle. Wenn Ihnen die Belastung zu groß ist, gehen Sie in die oben beschriebene Ruhehaltung. Dann versuchen Sie es ein zweites Mal. Da Verspannung ein Ausdruck von Furcht ist, werden Sie die Übung leichter finden, wenn Sie mit ihr vertraut sind. Wenn Sie können, lassen Sie die Arme über den Kopf nach hinten greifen und versuchen Sie, das Bett zu erreichen. Bleiben Sie in dieser Haltung bis zu einer Minute, während Sie atmen und sich spüren. Gehen Sie in die Ruhehaltung zurück und bleiben Sie da ungefähr dreißig Sekunden.

• War Ihnen die Belastung zu viel? Konnten Sie die Verspannung in der Rückenmitte fühlen?
• War es schwer, in dieser Stellung zu atmen? Konnten Sie die Verspannung Ihres Zwerchfells spüren? Wenn Sie vom Hocker hochkommen, beugen Sie sich wie in der Übung 1 nach vorne und lassen Sie Ihre Beine eine Weile vibrieren.

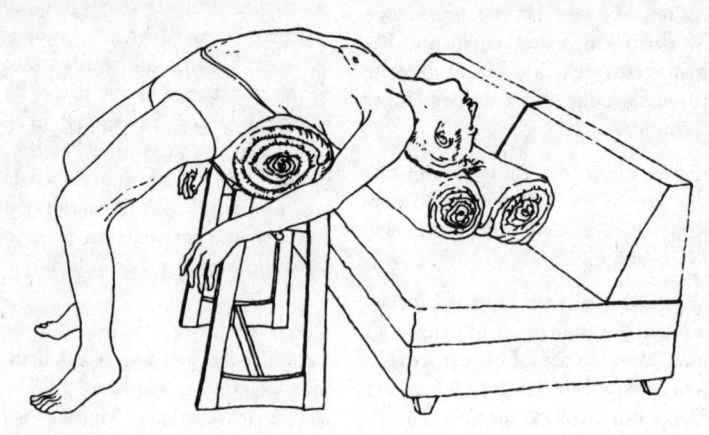

Abb. 53 Mit dem unteren Rücken auf dem Hocker

Übung 85
Dehnung des unteren Rückens
Am Anfang empfinden die meisten diese Übung als sehr anstrengend. Mit etwas Übung wird sie leichter. Wir benützen sie in Therapiesitzungen regelmäßig, um die unteren Rückenmuskeln zu entspannen und das Becken zu öffnen.
Der Hocker sollte neben einem Bett stehen. Wenn das Bett zu niedrig ist, legen Sie für den Kopf ein Kissen darauf. Stellen Sie sich mit dem Rücken zum Hocker, legen Sie die Hände auf die Deckenrolle und drücken Sie den unteren Teil des Rückens dagegen.
Lehnen Sie sich über den Hocker zurück und lassen Sie den Kopf auf Bett oder Kissen ruhen. Legen Sie Ihre Hände locker auf die Handgriffe, bis Sie sich entspannt fühlen. Versuchen Sie Ihre Füße flach auf dem Boden zu lassen. Fühlen Sie sich in den Schmerz im unteren Rücken ein und atmen Sie ruhig und tief. Versuchen Sie Ihr Becken sinken zu lassen. Sie sollten nicht länger als eine Minute in dieser Haltung bleiben. Gehen Sie danach, oder wenn die Schmerzen unerträglich werden, in die Ruhehaltung zurück.

• Konnten Sie sich in dieser Belastungsstellung 30 Sekunden entspannen? Ihre Fähigkeit diese Belastung auszuhalten, hängt davon ab, wie frei von Verspannungen sie dort sind.
• Fühlte es sich an, als würde Ihr Rücken in zwei Teile brechen? Das deutet darauf hin, daß Sie große Angst haben.
• Konnten Sie in Ihr Becken atmen? Je mehr Sie sich in dieser Haltung entspannen können, desto tiefer können Sie atmen.
• Konnten Sie das Becken sinken lassen, und die Füße auf dem Boden behalten?
Wiederholen Sie die Vorwärtsbeuge, die Sie nach der vorigen Übung gemacht haben, um die Beine wieder zum Vibrieren zu bringen. Vielleicht reichen die Vibrationen jetzt bis ins Becken.

Übung 86
Beckendehnung
In dieser Übung setzen Sie sich mit den Pobacken auf den Hocker und lehnen sich nach hinten über. Der Stuhl sollte neben dem Bett stehen, so daß Ihr Kopf auf dem Bett aufliegen kann. Wenn Sie auf dem Hocker sind, halten Sie sich mit den Händen an der Decke oder den Handgriffen fest. Ihre Füße sind frei über dem Fußboden. Lassen Sie Ihre Füße hängen und drücken Sie die Fersen nach unten.
Bleiben Sie in dieser Haltung bis zu einer Minute und atmen Sie ruhig. Halten Sie sich dann an den Handgriffen fest und bringen Sie die Beine in die Höhe, so daß sie nach oben zeigen. Ziehen Sie die Füße an und drücken Sie die Fersen von sich weg. Ihre Beine sollten in dieser Haltung schön vibrieren.

Lassen Sie die Beine nach unten schwingen und halten Sie sich an den Handgriffen fest, wenn Sie wieder vom Hocker heruntergehen. Siehe Abb. 54.
- Fühlten Sie in dieser Haltung ein Kribbeln in den Beinen? Fühlten Sie etwas wie Nadelstiche in den Füßen?
- Wurde Ihr Becken in dieser Übung offener für Empfindungen?
- Konnten Sie die Verspannungen in den Pobacken fühlen?
- Vibrierten Ihre Beine während der Streckung nach oben?

Übung 87
Treten über dem Hocker

Das ist eine Variante der vorigen Übung, die darauf abzielt, mehr Energie in die Beine zu bekommen, während das Becken gedehnt ist. Sie gehen davon aus, daß Sie mit den Pobacken über dem Hocker liegen. Halten Sie sich an den Handgriffen fest, ziehen Sie ein Knie an und stoßen Sie es mit der Ferse voran nach außen. Versuchen Sie die Bewegung nach unten zu richten.

Ziehen Sie, während Sie mit dem einen Fuß treten, das andere Bein für den nächsten Stoß an. Dann treten Sie abwechselnd mit beiden Beinen.
- Fühlten Sie die Dehnung angespannter Muskeln, wenn Sie traten?
- Fühlten Sie eine Dehnung des Hüftgelenks?
- Wir raten Ihnen, dieser Übung

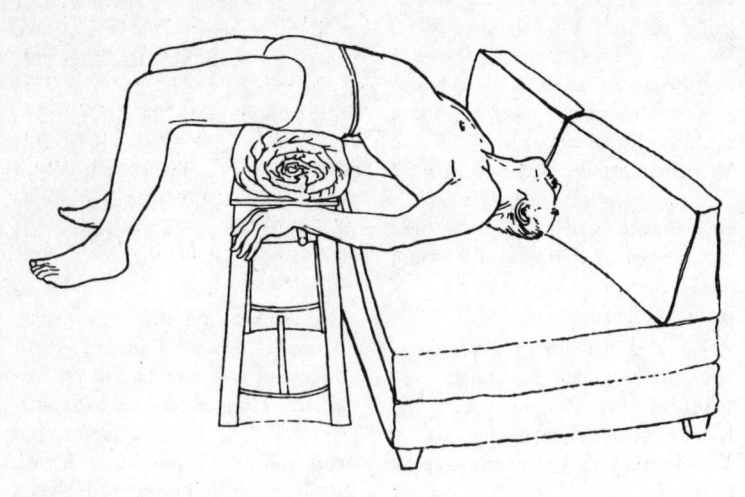

Abb. 54 Mit dem Gesäß auf dem Hocker (Beckendehnung)

die Übung 1 folgen zu lassen, damit Sie wieder Kontakt mit dem Boden spüren und die Beine vibrieren lassen können.

Übung 88
Druck auf die Brust

In dieser Übung wird der Brustkorb mit Druck belastet, um Sie dort zu mobilisieren und das Atmen zu erleichtern. Stellen Sie den Hocker in den freien Raum und legen Sie sich mit der Brust darüber. Lassen Sie den Kopf und die Arme hängen.
- Spürten Sie, wie verspannt Ihr Brustkorb ist, hatten Sie Schwierigkeiten zu atmen?
- Konnten Sie Ihre Brust unter dem Druck entspannen?

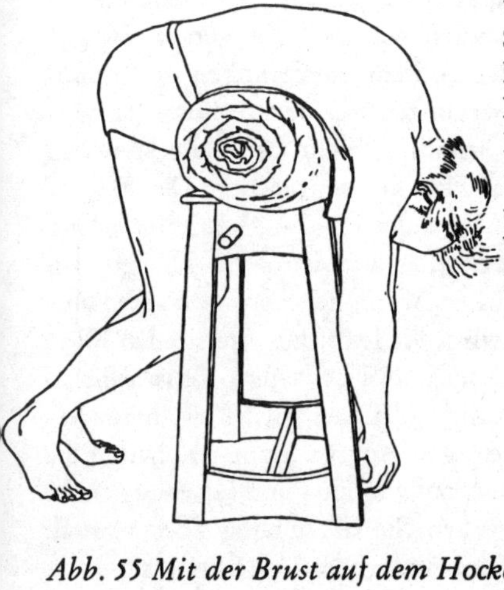

Der große Wert des bioenergetischen Hockers und der Übungen mit ihm ist, daß die Atmung ohne Anstrengung erleichtert wird. Die einzige Ausnahme ist die Übung 87, Treten über dem Hocker. Man muß sich in die Dehnung hinein entspannen, ihr nachgeben, anstatt sie zu bekämpfen. Während Sie das lesen, wird der Atem als Antwort auf die Belastung von selber tiefer. Das mag einige Übung kosten, da die Belastung für manche sehr stark ist. Sehen Sie diese Übungen nicht als eine Forderung an Ihren Willen oder Durchhaltevermögen an. Halten Sie nicht durch, wenn sie zu schmerzhaft werden. Der Schmerz bringt Sie nur dazu, sich noch mehr zu verspannen. Sie können es ja jederzeit noch einmal versuchen. Nach und nach wird Ihnen die Arbeit mit dem Hocker vertrauter werden, einfach wird es nie. Wenn Sie sich über dem Hocker entspannen können, ist das wie eine meditative Erfahrung Ihres Körpers. Sie spüren Ihren Atem als spontane Körperfunktion und werden sich anderer unwillkürlicher Vorgänge bewußt. Wenn das eintritt, hat der Hocker bei Ihnen Erfolg.

Abb. 55 Mit der Brust auf dem Hocker

11. Sexuelle Übungen

Die Absicht dieser Übungen ist es, mehr Empfindungen in die Beckengegend zu bringen und das Becken für stärkere Lustgefühle zu öffnen. Die Genitalien werden dabei nicht einbezogen und somit auch keine genitale Erregung. Das sexuelle Vergnügen, d. h. das Vergnügen am Orgasmus, das Sie erleben können, hängt davon ab, wieviel sich steigernde sexuelle Erregung Sie in Ihrem Becken halten können. Zu einem gewissen Grad fungiert das Becken hier als Kondensator, und seine Kapazität hängt von der inneren Weite und Beweglichkeit ab. Muskuläre Verspannungen innerhalb des Beckens engen seine Kapazität ein, während äußere Muskelverspannungen die Fähigkeit zur Entladung herabsetzen.
Das Becken sollte locker schwingen, so daß der Strom der Erregung frei durch den Körper fließen kann. Tiefe Bauchatmung ist der entscheidende Faktor beim Vergrößern des Sammelbeckens. Daher ist tiefe Atmung ein Hauptgesichtspunkt für alle Übungen und besonders für die sexuellen. Zusätzlich versuchen wir hier die Verspannungen zu lösen, die die Beweglichkeit des Beckens einschränken und damit das Zusammenspiel der Beckenbewegungen mit den Atemwellen verhindern. Sie werden am meisten erreichen, wenn Sie diese Übungen kombiniert mit den anderen dieses Handbuches machen. Der Körper ist eine Einheit; Verspannungen in irgendeinem Teil, beeinflussen und hindern die natürlichen Bewegungen aller anderen Teile. Das gilt besonders für Verspannungen im Nacken. Wenn der Kopf von verspannten Nackenmuskeln fest gehalten wird, vielleicht aus Angst »den Kopf zu verlieren«, ist auch das Becken nicht frei beweglich. Lassen Sie in diesen Übungen den Kopf frei zurückfallen; er wird nicht herunterfallen. Wenn Sie schwindlig werden oder Angst bekommen, halten Sie in der Übung inne, gehen Sie in eine Ruhestellung und lassen Sie Ihren Atem sich beruhigen. Dann versuchen Sie die Übung noch einmal, aber zwingen Sie sich nicht gegen Ihre Angst oder Ihre Schmerzen.

Übung 89
Beckenschwung oder -sprung
Diese Übung benutzt den bioenergetischen Hocker. Wir stellen sie hier als sexuelle Übung vor, weil das Hauptgewicht auf der Bewegung des Beckens liegt.
Legen Sie sich mit dem oberen Rücken auf die Deckenrolle. Strecken Sie beide Hände nach der Stuhllehne hinter Ihnen aus. Es sollte die Lehne eines ziemlich schweren Stuhles sein. Halten Sie während der Übung die Füße flach auf dem Boden. Viele lassen die Füße in die Höhe kommen und verlieren so den Kontakt mit dem Boden. Versuchen Sie gleichzeitig, die Stuhllehne im Griff zu behalten, so daß Sie nach beiden Seiten verankert sind. Lassen Sie das Becken hinauf und hinunter schwingen. Daß die Bewegung sehr rhythmisch ist, ist in dieser Übung sehr wichtig. Fangen Sie langsam an und lassen Sie mit der Lockerung des Körpers die Bewegung schneller werden. Versuchen Sie mit den Beckenbewegungen zusammen zu atmen.

• Konnten Sie Ihr Becken in dieser Haltung schwingen lassen?
• Verspürten Sie Schmerzen oder eine Unbeweglichkeit im unteren Rücken? Sie hemmen den natürlichen Beckenschwung.
• Konnten Sie einen Rhythmus einhalten? War Ihr Atem in Einklang mit den Beckenbewegungen?
• Konnten Sie die Pobacken beim Aufschwung des Beckens locker halten?
• Waren Ihre Fersen in Kontakt mit dem Fußboden?

Wichtig ist während dieser Übung,

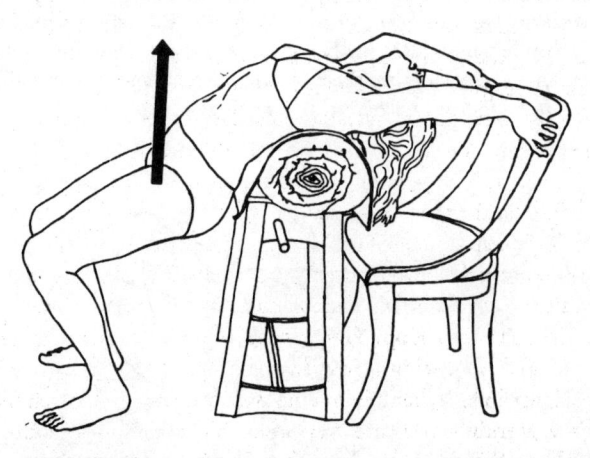

Abb. 56 Beckenhüpfen

daß Sie fest auf den Füßen stehen und mit den Händen an der Stuhllehne verankert bleiben. Wenn die beiden Enden Ihres Körperbogens sicher gehalten sind, ist die Bewegung richtig. Die Übung ist nicht einfach. Der natürliche Beckenschwung ist bei den meisten Menschen verloren und sie haben eine Tendenz, das Becken nach oben zu heben statt es schwingen zu lassen. Andere verspannen den Hintern, was alle sexuellen Gefühle tötet. Versuchen Sie den Hintern locker zu lassen, während Sie diese Übung machen. Danach schließen Sie wieder mit der Übung 1, indem Sie sich nach vorn beugen und die Beine vibrieren lassen.

Übung 90
Dehnen und Entspannen der Innenmuskeln des Oberschenkels
Diese Muskeln (Adduktoren) bringen die Schenkel zusammen. Früher nannte man sie die Moralmuskeln, da den meisten Mädchen beigebracht wurde, die Beine beim Sitzen zusammengepreßt zu lassen. Diese Muskeln sind bei den meisten Männern und Frauen stark kontrahiert. Wenn man sie dehnt, dient das der Entspannung des Beckenbodens.
Sie liegen auf dem Rücken mit einer aufgerollten Decke unter der Taille. Ihr Hintern liegt auf dem Boden auf. Falls das nicht möglich ist, machen Sie die Rolle kleiner. Winkeln Sie die Knie an, lassen Sie die Beine nach außen fallen und legen Sie die Fußsohlen gegeneinander. Ihre Arme liegen locker an den Seiten. Lassen Sie den Kopf weit nach hinten fallen. Drücken Sie mit dem Hintern gegen den Boden und spreizen Sie die Knie. Die Fußsohlen bleiben miteinander in Kontakt. Bleiben Sie einige Minuten in dieser Haltung und atmen Sie tief in den Bauch, der locker bleibt.
Wenn Ihr Rücken zu schmerzen anfängt, nehmen Sie die Deckenrolle weg. Die Übung ist dann allerdings weniger wirksam.

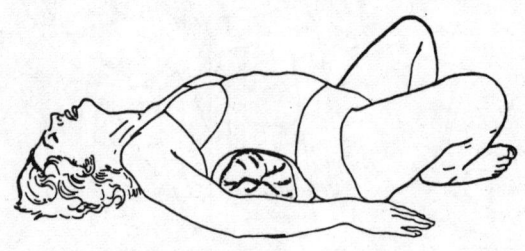

Abb. 57 Dehnung der Muskeln an den Oberschenkelinnenseiten

- Fühlten Sie ein Ziehen oder Strecken in den Adduktoren? Wurden die Beine zitterig oder fingen sie an zu vibrieren?
- Konnten Sie die Knie weit auseinander spreizen und den Hintern gegen den Boden drücken?
- Konnten Sie in den Bauch atmen?
- Konnten Sie den Hintern locker lassen und den Anus offen?

Wenn Sie die Übung beenden, nehmen Sie die Decke weg und stellen die Füße wieder flach auf den Boden. Damit sind Sie für die nächste Übung vorbereitet.

Übung 91
Vibrieren der inneren Schenkelmuskulatur

Behalten Sie Ihre Füße flach auf dem Boden, ungefähr 60 cm auseinander. Bewegen Sie die Knie langsam voneinander weg ohne die Füße zu rühren. Behalten Sie sie flach auf dem Boden. Die Bewegung sollte fließend und ohne Anstrengung sein. Nehmen Sie die Knie so weit auseinander, wie Sie es mit flach aufgestellten Füßen können. Dann bewegen Sie die Knie wieder langsam und leicht zueinander, bis sie sich berühren. Es ist wichtig, die Bewegungen langsam und leicht zu machen, um die Vibrationen herbeizuführen. Dann gehen Sie wieder auseinander und wieder zusammen. Wenn Sie spüren, daß die Vibrationen beginnen, fahren Sie mit der Bewegung fort, so daß sie stärker werden können. Sie werden sie als sehr angenehm empfinden. Vergessen Sie das Atmen nicht dabei.

- Konnten Sie Ihre Beine in dieser Haltung vibrieren lassen?
- Haben Sie bemerkt, daß die Atmung automatisch tiefer wurde, als die Vibration einsetzte?
- Waren Ihnen die Empfindungen in Schenkeln und Beckenboden angenehm?

Übung 92
Kreis oder voller Bogen

Diese Übung versetzt die vorderen

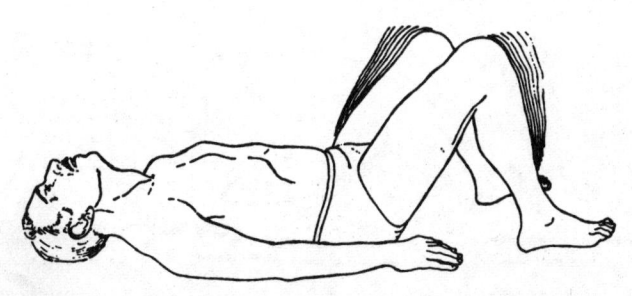

Abb. 58 Vibration der Muskeln an den Oberschenkelinnenseiten

Schenkelmuskeln in eine starke Streckung, die, wenn die Muskeln verspannt sind, schmerzhaft sein kann. Diese Verspannung hindert das Becken daran, frei zu schwingen. In der Übung ist das Becken zwischen Schultern und Füßen aufgehängt und kann damit, falls Sie sich in dieser Haltung entspannen können, frei vibrieren.

Sie liegen auf einer Matratze oder einem Bett auf dem Rücken, winkeln die Knie an und halten die Füße flach aufgestellt, ungefähr 40 cm auseinander. Nehmen Sie die Fußgelenke in die Hände und bilden Sie einen Bogen, indem Sie Ihren Oberkörper nach oben dehnen und den Kopf nach hinten fallen lassen. Nur Ihr Kopf, Schultern und Füße sollten die Matratze berühren. Drücken Sie die Knie zusätzlich soweit nach vorne, wie es geht. Lassen Sie das Becken frei hängen, ohne den Hintern anzuspannen. Versuchen Sie den Anus in dieser, wie in allen anderen Übungen, offen zu lassen. Wenn die Dehnung zu schmerzhaft wird, lassen Sie sich auf das Bett zurücksinken. Versuchen Sie dann den Bogen noch einmal.

• Konnten Sie den Bogen halten und dabei in den Bauch atmen?
• Konnte Ihr Becken in dieser Haltung in eine Vibration kommen? Konnten Sie den Hintern locker lassen?

Übung 92 A
Variante
Wenn Sie Schwierigkeiten bei dieser Übung haben, viele haben das, versuchen Sie dabei auf den Füßen vor und zurück zu wiegen. Wenn Sie nach vorn gehen, versuchen Sie das Bett mit den Knien zu berühren. Beim Zurückwiegen ist dann die Anspannung gelockert. Auf diese Weise werden die vorderen Schenkelmuskeln langsam gestreckt.

Übung 92 B
Variante
Gehen Sie in die gleiche Haltung

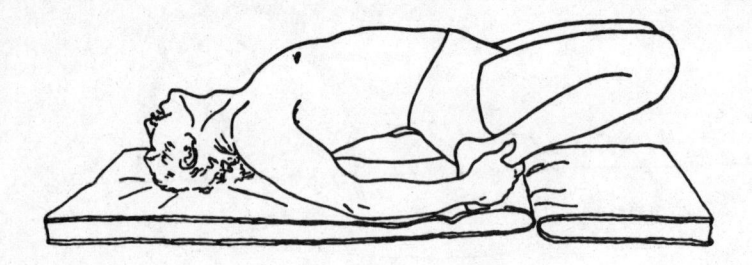

Abb. 59 Kreis oder voller Bogen

wie vorher, aber legen Sie diesmal die Fäuste unter die Fersen. Pressen Sie die Fersen nach unten, ohne sich dabei rückwärts zu bewegen. Lassen Sie die Knie nach vorn und unten zeigen. Lassen Sie das Becken einige Male hüpfen, wenn die Vibration nicht spontan einsetzt. Lassen Sie den Hintern locker. Siehe Abb. 60.
• Entwickelten sich Vibrationen im Becken?
• Konnten Sie in den Bauch atmen?
• Konnten Sie den Hintern locker lassen?
In diesen Übungen dienen die Fußballen als Drehpunkt für die Hebelkraft, die das Becken hebt. Der Druck wird durch die hintergepreßten Fersen ausgeübt. Wenn die Knie vorn und unten gehalten werden, wird das Becken nach oben geschwungen, ohne daß sich Hintern oder Bauch anspannen müssen.

Übung 93
Vorwärtsschwung des Beckens
In dieser Haltung wird der Hintern zurückgezogen, so daß er sozusagen aufgeladen und für die Vorwärtsbewegung mobilisiert wird. Die Vorwärtsbewegung sollte aus den Füßen und nicht vom Hintern ausgehen. Wenn Sie den Hintern nach vorn drücken, verspannt er sich und erstickt damit die sexuellen Gefühle. Sie liegen auf dem Bauch auf dem Bett, einer Matratze oder dem Fußboden. Legen Sie die Hände flach auf und spreizen Sie die Ellbogen, so daß Sie mit dem Brustkorb aufliegen. Drehen Sie den Kopf zur Seite. Bohren Sie die Zehen in die Matte, so daß Sie dagegen drücken können. Beugen Sie die Knie leicht und halten Sie sie auf dem Boden. Den Bauch an den Boden gedrückt, ziehen Sie den Hintern so weit wie möglich zurück. Halten Sie diese Stellung und drücken Sie stark mit

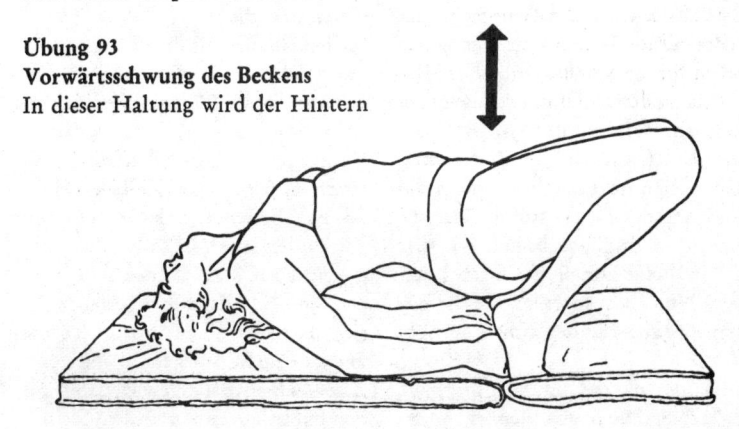

Abb. 60 Bogen mit den Fäusten unter den Absätzen

Abb. 61 Vorwärtsschwung des Beckens

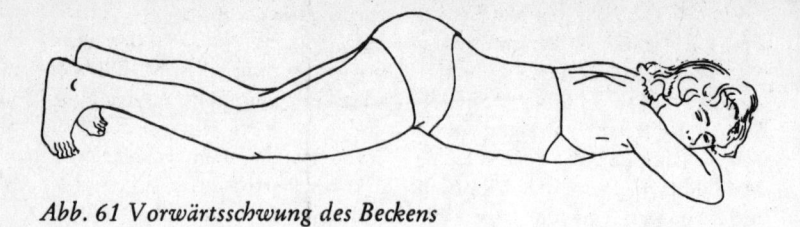

den Zehen nach unten. Atmen Sie ruhig und tief. Dann lassen Sie das Becken in schneller Folge sozusagen auf der Matte hüpfen, indem Sie es nach unten stoßen und wieder zurückziehen, während Sie mit den Knien und Zehen nach unten drükken.
• Konnten Sie den Bauch auf dem Boden fühlen? Konnten Sie in den Bauch atmen?
• Entwickelten sich Vibrationen in Ihrem Becken?
Um sexuell voll aufgeladen zu werden, ist es wichtig, daß die Beine geerdet sind. Das ist nur möglich wenn sich die Füße während des Geschlechtsaktes irgendwo abstützen können. Wir empfehlen, daß derjenige, der während des Geschlechtsaktes oben ist, seine Füße gegen das Fußende des Bettes stützt, oder die Zehen in das Bett bohrt, wie wir das in dieser Übung beschrieben haben. Nur so bekommen Sie die nötige Erdung für den Schwung nach vorn.
Alle, die diese Übung ausprobiert haben, erzählen uns, daß es ihr sexuelles Empfindungsvermögen sehr erhöht hat. Diese Übung ist ein Weg, den Aufbau von Spannung für den Vorwärtsstoß zu erspüren.

Übung 94
Beckenvibration
Machen Sie diese Übung vor einem bioenergetischen Hocker, einem Stuhl mit Lehne oder einem Tisch. Denn die Übung wird starke Vibrationen in den Beinen hervorrufen, die sich bis ins Becken ausbreiten können. Deshalb werden Sie wahrscheinlich einen Halt zum Ausbalancieren brauchen.
Stellen Sie sich mit dem Rücken zum Stuhl oder Tisch, die Füße geradeaus und etwa 20 cm auseinander. Legen Sie vor sich eine gefaltete Decke, da Sie sich vielleicht fallen lassen wollen. Legen Sie beide Hände zur besseren Balance auf den Tisch oder Stuhl. Es sollte aber kein Gewicht auf den Händen sein. Beugen Sie beide Knie und schieben Sie sie nur so weit nach vorn, daß die Fersen den Boden gerade eben verlassen. Das Körpergewicht soll auf den Fußballen ruhen. Indem Sie sich mit den Händen ausbalancieren,

biegen Sie den Körper zurück, das Becken bleibt hinten, ohne daß der Bogen gebrochen wird. Bleiben Sie, tief atmend, in dieser Haltung, bis die Beine anfangen zu vibrieren. Wenn das geschieht, bewegen Sie das Becken weich vor und zurück. Die Bewegung sollte von Beinen und Füßen ausgehen, so daß die Vibration in das Becken aufsteigen kann; vielleicht erleben Sie sogar spontane Beckenschwünge. Wenn die Haltung in den Schenkeln zu schmerzhaft wird, lassen Sie sich auf die Knie fallen. Dann stehen Sie auf, laufen ein wenig im Zimmer herum und fangen noch einmal von vorn an.
- Bewegte sich Ihr Becken spontan? Machte Ihnen das Angst?
- Zitterten Ihre Knie anstatt auf und ab zu vibrieren? Dieses seitliche Zittern der Beine ist ein Ausdruck von Angst.
- Fühlen Sie sich jetzt lebendiger im Becken?

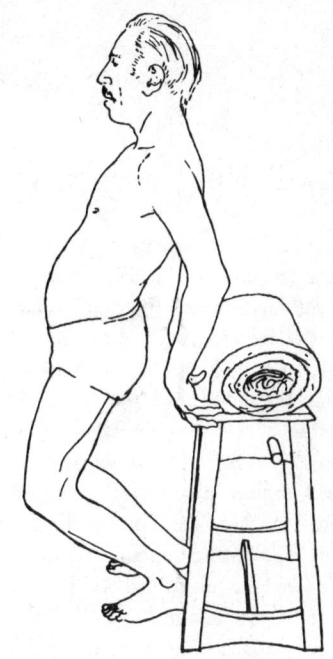

Abb. 62 Beckenvibration

Diese Übungen können Ihnen helfen, Ihre sexuelle Energie zu steigern. Die Energie zeigt sich in der Entwicklung spontaner Beckenbewegungen. Wenn Sie allerdings nicht in der Lage sind, die Energie zu halten, reagiert das Becken zu schnell. Das Zurückhalten des Beckens in all diesen Übungen erlaubt ein Ansammeln der Energie zu größerer Intensität, bevor die unwillkürlichen Bewegungen zur Entladung einsetzen.

12. Massage-Techniken

Massage ist ein wichtiger Teil der Bioenergetik. Es ist ein Gegenstück zu den aktiven Übungen, in denen Anstrengung gefordert wird, um zu Ergebnissen zu gelangen. In der Massage sollen Sie sich nur entspannen und die Berührung der Haut, den Druck der Hände des Massierenden und das Durchgeknetetwerden der Muskeln genießen. Manchmal allerdings, wenn eine Gegend mit muskulären Verspannungen berührt wird, kann Massage schmerzhaft werden. Ich habe in den verschiedensten Teilen meines Körpers Schmerzen gehabt, während der vielen Massagen, die ich im Lauf der Jahre bekommen habe. Da ich wußte, daß der Schmerz von meinen Verspannungen kam, versuchte ich mit ihm umzugehen, d. h. weich zu bleiben und es weh tun zu lassen. Der Masseur konnte die Verspannungen als harte Muskeln fühlen. Gewöhnlich verschwand der Schmerz nach einigen Massagen und die Gegend fühlte sich wieder weich an. Glücklicherweise war die Massage immer mehr angenehm als schmerzhaft und ich fühlte mich so wohl danach, daß ich mich immer schon auf die nächste freuen konnte. Sehr oft nach einer guten Massage schlief ich auf dem Tisch ein.
Massage dient verschiedenen Zwecken. Wir alle haben manchmal nötig, daß uns jemand etwas Gutes antut. Eine der Attraktionen einer Massage ist, daß sie dieses tiefe kindliche Bedürfnis erfüllt. Aber auch der Erwachsene hat das Bedürfnis auf angenehme Weise, ohne sexuelle Untertöne, berührt zu werden. Eine Massage erfüllt auch dieses Bedürfnis. Ebenso wichtig ist die Arbeit an verspannten Muskeln. Die Hände des Masseurs können Muskelverspannungen erreichen, an die wir selber nicht herankommen und die auch von den Übungen nicht direkt berührt werden. Das trifft z. B. für muskuläre Verkrampfungen an der Schädelbasis oder im Unterkiefer zu. Sehr oft geben diese Muskeln einem festen gleichmäßigen Druck nach.
Der Wert einer Massage hängt weitgehend von der Sensitivität, der Geschicklichkeit und den Händen desjenigen ab, der massiert. Man

muß genau wissen, wieviel Druck man ausüben kann. Zu viel ruft Verspannungen hervor und zu wenig hat keine Wirkung. Da Massage eine Berührung ist, muß derjenige, der massiert, mit den Gefühlen des anderen in Kontakt bleiben. Ist er ängstlich? Die Menschen haben oft Angst davor, berührt zu werden und Angst davor, daß man ihnen weh tut. Ist der Atem regelmäßig oder wird der Atem angehalten? Schon das Luftanhalten allein genügt, die ganze Angelegenheit mehr schmerzhaft als angenehm zu machen. Die Fähigkeit eines Masseurs besteht darin, die Verspannungen zu fühlen und zu wissen, welcher Druck oder sonstiger Handgriff sie lösen kann. Man braucht auch die Erfahrung, die das Massieren gibt. Aber ausschlaggebend ist die Qualität der Hand. Eine kalte leblose Hand wird jeden eher zusammenschrumpfen lassen, als daß er sich entspannt und in der Berührung aufblüht. Schwache, ausdruckslose Finger können nicht stimulieren.

Berührung ist ein energetischer Prozeß. Durch eine Berührung fließt Energie von einer Person zur anderen. Darum kann die Auflegung von Händen heilend sein. Wenn Sie selbst Massagen geben, sollten Sie sich entspannt und aufgeladen halten. Ihre Bewegungen sollten fließend und nicht mechanisch sein. Schließlich arbeiten Sie nicht mit Holz oder Stein. Ihr voller und tiefer Atem hilft Ihnen, genug Energie in Ihre Hände fließen zu lassen. Geben Sie keine Massagen, wenn Sie keinen Spaß daran haben, da es für den anderen dann auch keine gute Erfahrung sein kann.

Dies ist kein Buch über Massage. Massage ist eine Kunst für sich. Und obwohl Massage nicht das gleiche wie die Übungen leisten kann, gebrauchen wir aus den oben genannten Gründen einige Massagetechniken regelmäßig in unseren Übungsgruppen. Die Mitglieder üben die Massage gegenseitig aneinander. Sie kommen dadurch in direkten und buchstäblichen Kontakt, wodurch das Gefühl für Nähe in der Gruppe wächst. In diesem Kapitel beschreiben wir Techniken, die von jedem ohne vorherige Erfahrung ausgeübt werden können.

Auch zu Hause können Sie sich massieren. Ein Ehemann kann seiner Frau helfen sich zu entspannen, indem er an einigen kritischen, verspannten Punkten arbeitet. Die Frau kann für Ihren Mann das gleiche tun. Manchmal kann man Kopfschmerzen (Verspannungskopfschmerzen, nicht Migräne) mit ein paar einfachen Tricks wegmassieren. Wir werden noch beschreiben, wie das gemacht wird. Wir wissen auch einen sehr schönen Rückenspaziergang, der zwischen Mann und Frau gemacht werden kann, und der sehr entspannend ist.

Übung 95
Schulter- und Rückenmassage
Derjenige, an dem gearbeitet werden soll, sitzt mit gekreuzten Beinen auf dem Fußboden. Die Schultern sind am besten nackt. Derjenige, der die Massage gibt, steht oder kniet hinter ihm. Wählen Sie die für Sie bequemste Haltung. Sie sollten beide entspannt sein und ruhig atmen. Die folgenden Hinweise sind für den, der die Massage gibt bestimmt. Legen Sie beide Hände leicht auf die Schultern Ihres Partners. Bewegen Sie Ihre Finger mit leichtem Druck bis hin zum Rücken und spüren Sie die etwa verspannten Muskeln auf. Sie fühlen sie als harte Knoten unter den Fingern. Behalten Sie mit den Fingern die

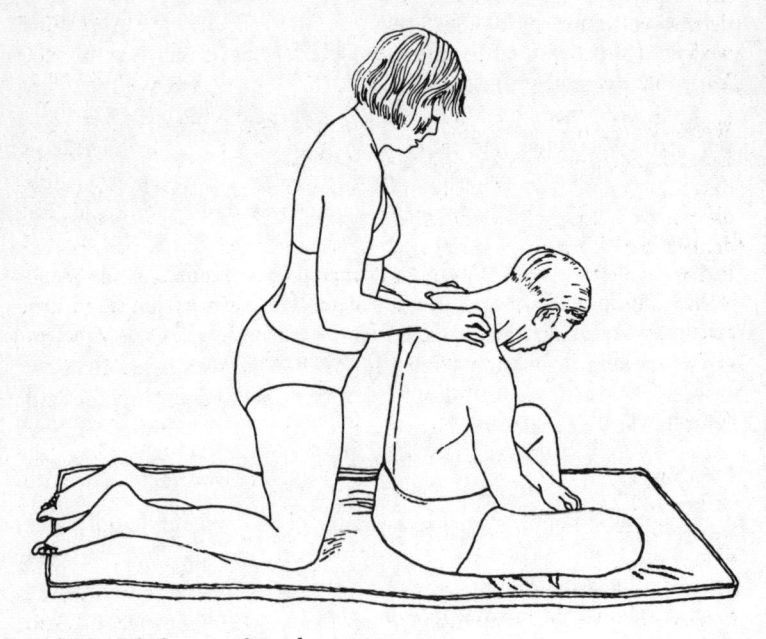

Abb. 63 Schulter- und Rückenmassage

sanfte Berührung bei und kneten Sie den Knoten mit den Daumen. Wenn das für Ihren Partner zu schmerzhaft ist, machen Sie es mit etwas weniger Druck. Gehen Sie so die ganze obere Rückenpartie durch.

Legen Sie die Hände auf seine Schultern und drücken sie gleichmäßig und kräftig nach unten, bis Ihr Partner in den Schultern nachgibt. Zwingen Sie ihn nicht. Ein gleichmäßiger stetiger Druck tut es ganz allein. Vergewissern Sie sich, daß Ihr Partner atmet. Mit den Seiten der Hände trommeln Sie leicht auf den Rükken des Partners, wobei Sie besonders bei verspannten Gegenden verweilen. Auch dabei werden einige Verspannungen gelöst.

Wenn der Partner mehr aushalten kann, können Sie die Knöchel benutzen, um die harten Muskeln um die Schulterblätter zu kneten. Aber denken Sie daran, daß Sie Ihrem Partner etwas Gutes tun wollen; Sie wollen ihm nicht wehtun. Dann massieren Sie wieder mit den Fingerspitzen über die Schultergelenke in den Oberarm und wieder zum Rücken und die Wirbelsäule entlang.

• Konnten Sie kontrahierte oder verkrampfte Muskeln fühlen? Nur wenige Menschen sind frei davon.
• Entspannten sich die Schultern Ihres Partners unter der Massage?
• Vertiefte sich sein Atem? Konnte er die Massage genießen?

Übung 96
Massage der Nackenmuskeln

Der Nacken ist ein Bereich, wo sich Verspannungen früh im Leben bilden und dann bleiben. Verspannte Nackenmuskeln können aus verschiedenen Gründen entstehen. Ein starrer Nacken kann falschen Stolz oder Trotz verraten, ein kurzer Hals, der gewöhnlich durch kontrahierte Nackenmuskeln bedingt ist, kann als Angst »seinen Kopf herauszustrecken« interpretiert werden.
Ein dünner Hals deutet auf das Fehlen der Verbindung zwischen Kopf und dem Rest des Körpers hin, er ist ein verengter Kanal. In jedem Fall drücken Nackenverspannungen das Bedürfnis aus, »den Kopf zu behalten« oder die Angst, »ihn zu verlieren«. Wenn solche Verspannungen stark und lang anhaltend sind, kann es zu einer Arthritis der Halswirbel führen. Die Massage der Nackenmuskeln beseitigt die Verspannungen nicht, kann sie aber lindern. Um jemanden dazu zu bringen, seinen Kopf loszulassen, sind oft ganz starke Behandlungen erforderlich.
Ihr Partner sitzt im Schneidersitz und Sie knien links von ihm. Legen Sie die linke Hand gegen seine Stirn, um ihn zu stützen und die rechte an seinen Nacken. Mit den Fingern der rechten Hand tasten Sie nach den Nackenmuskeln, von der Schädelbasis bis zur Halswurzel. Erspüren Sie die Qualität der Muskeln.

Einige sind vielleicht gespannt wie Stahlbänder, andere wie Drähte, und wieder andere hart und knotig. Kneten Sie diese Muskeln mit den Fingern, während Sie den Kopf mit der linken Hand stützen.
Es ist wichtig, den Partner darauf hinzuweisen, daß er atmet. Er sollte Schmerzenslaute von sich geben, so daß Sie aufhören können, wenn es zu schmerzhaft wird.
- Können Sie die Verspannungen an der Schädelbasis fühlen? An den Seiten des Nackens? Wo der Hals in den Rücken übergeht?
- Fühlt sich für den Partner der Hals nach der Massage lockerer an?
- War Ihre Atmung leicht, als Sie arbeiteten?

Noch eine Bemerkung: Linkshänder sollten von der anderen Seite her arbeiten, da ihre linke Hand stärker ist.

Übung 97
Erleichterung bei Verspannungskopfschmerzen

Die Haltung ist die gleiche wie in der vorigen Übung. Fangen Sie mit der Massage an der Schädelbasis an und arbeiten Sie weiter nach oben bis zum Scheitel.
Legen Sie Ihre linke Hand an die Stirn des Partners und die rechte an die Verbindung zwischen Kopf und Nacken. Zuerst ertasten Sie die Verspannungen an dieser Linie entlang bis zu dem Knochen hinter den Ohren. Um die Verspannungen zu fühlen, müssen Sie mit den Fingerspitzen ziemlich fest pressen. Massieren Sie die Muskeln gründlich mit drei Fingern. Wenn Sie richtig arbeiten, sollte das leicht weh tun. Mit allen Fingern massieren Sie langsam nach oben und schieben dabei die Kopfhaut vor sich her bis die beiden Hände sich begegnen. Dann setzen Sie sich auf die andere Seite. Legen Sie die rechte Hand über Brauen und Stirn, so daß die Finger nach oben zeigen und die linke Hand an den Hinterkopf. Jetzt haben Sie den ganzen Skalp zwischen den Händen. Mit den Fingern bewegen Sie die ganze Kopfhaut vor und zurück und lösen sie damit. Wenn Sie die Kopfhaut lockern können, verschwinden die Kopfschmerzen gewöhnlich, da sie ziemlich sicher durch eine Verspannung verursacht wurden, die den Kopf direkt unterhalb der Krone umschließt. Obwohl diese Technik entwickelt wurde, um Kopfschmerzen zu lindern, wurde sie ein Teil der regulären bioenergetischen Massageroutine. Danach fühlen sich die meisten leichter im Kopf.
Falls die Kopfschmerzen nur halbwegs weg sind, können Sie das ganze noch einmal wiederholen. Wenn es dann nicht hilft, bestehen Sie nicht darauf. Migränekopfschmerzen sprechen darauf nicht an.

Übung 98
Massage für den unteren Rücken
Diesmal liegt Ihr Partner auf einer

Matte, Matratze oder dem Bett, auf dem Bauch. Sie knien mit einem Bein zwischen den Beinen des Partners, siehe Abb. 64.

Legen Sie beide Hände in die Taille, die Daumen zeigen zur Wirbelsäule. Fühlen Sie mit den Daumen die Muskeln der Gegend zwischen den Rippen und Pobacken. Kneten Sie diese Muskeln mit den Daumen. Wenden Sie einige Kraft auf und bewegen Sie sich auf und ab. Vergewissern Sie sich, daß der Partner tief durchatmet, während Sie mit ihm arbeiten.

An den Muskeln können Sie auch Ihre Fäuste gebrauchen. Legen Sie sie in Taillenhöhe nahe an die Wirbelsäule und pressen Sie kräftig nach unten, wenn Ihr Partner ausatmet. Lockern Sie den Druck während der Einatmung und verstärken Sie ihn wieder, während er ausatmet. Das wird mehrere Male wiederholt, um die starken und oft sehr verspannten Muskeln zu lockern.

Sie können auch den Rücken hinauf arbeiten, indem Sie mit den Fäusten auf die Muskeln, die an der Wirbelsäule entlang verlaufen, immer im Einklang mit der Ausatmung drücken. Sie sollten diese Übung nicht machen, wenn der Partner akute Rückenschmerzen hat. Sie hilft aber denjenigen sehr, die in dieser Gegend ständig ein wenig Schmerzen haben.

Übung 99
Po-Massage

Sie bleiben in derselben Haltung wie in der vorigen Übung. Sie legen die Hände auf die Pobacken und benutzen die Daumen, um alle Muskeln

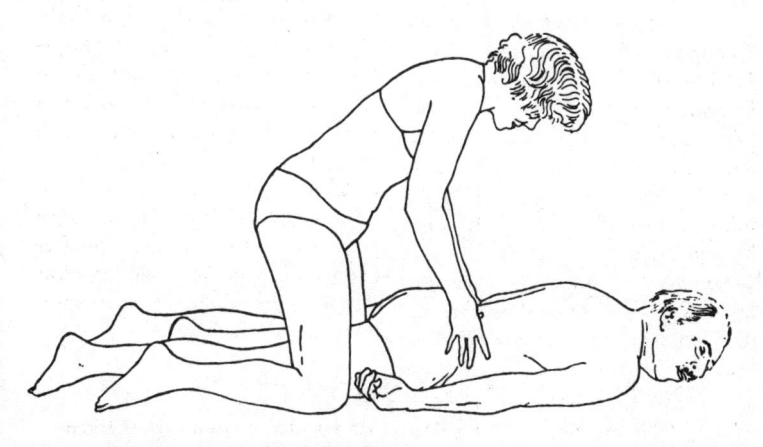

Abb. 64 Massage des unteren Rückens

dieser Gegend zu erspüren und zu massieren. Am besten arbeiten Sie auf beiden Seiten gleichzeitig, fangen oben an und wandern langsam nach unten. Als nächstes pressen Sie die Daumen fest in die zentrale Masse des Pobackenmuskels.
Verursachen Sie keine unnötigen Schmerzen. Wenn es an irgendeinem Punkt zu schmerzhaft wird, erleichtern Sie den Druck etwas.

- Wenn Sie leicht und glatt gearbeitet haben, bekommt Ihr Partner ein warmes angenehmes Kribbeln in den Füßen. Konnte er das feststellen?
- Konnte er die Verspannungen im Fuß fühlen?

Übung 100
Fußmassage in Bauchlage
Für mich ist die Fußmassage der angenehmste Teil einer jeden Massage. Andere dagegen sind überempfindlich in den Fußsohlen und können dort nicht viel Druck vertragen. Das liegt an verkrampften Fußmuskeln. Massage hilft sie zu entspannen und mit der Zeit verlieren sie auch ihre Empfindlichkeit. Dann erst wird eine Fußmassage ein reines Vergnügen. Wenn die Füße des Partners druckempfindlich sind, geben Sie eine sehr sanfte Massage.

Ihr Partner liegt auf dem Bauch. Sie legen die linke Hand auf den Fußrücken und die rechte Faust gegen die Fußsohle. Reiben Sie sie sanft auf und ab. Machen Sie das gleiche, wenn es Ihr Partner wünscht, mit den Knöcheln. Halten Sie den Fuß in der linken Hand und massieren Sie mit der rechten Hand die Zehen einzeln. Heben Sie den Fuß hoch indem Sie das Knie abknicken. Stützen Sie das Fußgelenk und drücken Sie mit der Handfläche gegen den Fußballen. Legen Sie beide Hände auf den Fußballen und spreizen Sie die Zehen vorsichtig mit

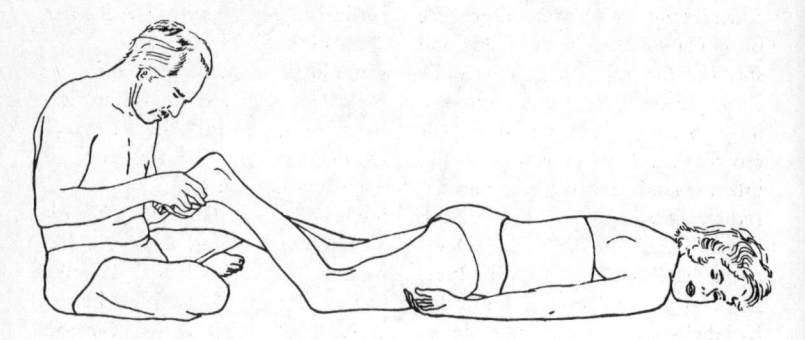

Abb. 65 Massage der Füße

einem Druck nach unten auseinander. Machen Sie dasselbe mit dem anderen Fuß.

• Legen Sie, wenn Sie fertig sind, beide Hände auf die Fußsohlen und bleiben Sie eine Weile in dieser Berührung. Wenn Sie die Hände wegnehmen, sollte der Partner eine Zeitlang das Gefühl behalten, als seien Sie noch in Kontakt mit ihm. War das der Fall?

Übung 101
Fußmassage in Rückenlage
Der Partner liegt auf dem Rücken auf einem Bett, einer Matratze oder dem Fußboden. Sie sitzen zu seinen Füßen. Nehmen Sie den linken Fuß des Partners in beide Hände und streicheln Sie die Fußsohle sanft mit den Daumen. Legen Sie die linke Hand unter das Fußgelenk und die Handfläche der rechten Hand an den Fußballen. Pressen Sie mit ihr fest dagegen. Das lockert die Muskeln und ergibt guten Kontakt zwischen Hand und Sohle. Legen Sie beide Handflächen an die Sohle und spreizen Sie mit den Fingern die Zehen auseinander. Damit erreichen Sie, daß der Fuß breiter wird. Halten Sie den Fußrücken fest in der linken Hand, drücken Sie mit der rechten Faust gegen die Sohle, dann reiben Sie sie mit der flachen Oberfläche der Faust. Und falls Ihr Partner es aushalten kann, auch mit den Knöcheln. Nehmen Sie die Zehen in beide Hände und biegen Sie sie mit mäßiger Kraft nach unten. Gehen Sie mit dem Zeigefinger zwischen die Zehen und massieren Sie dort mit leichtem Druck. Wiederholen Sie dasselbe mit dem anderen Fuß.

Übung 102
Rücken-Spaziergang
Dies ist eine Art Massage, die mit den Füßen auf dem Rücken von jemand gemacht wird, der auf einem Bett oder einer Matte auf dem Boden liegt. Beides sollte neben einer Wand sein, so daß Sie an der Wand Halt finden können. Man kann auch eine Stuhllehne zum Balancieren benutzen. Diese Massagetechnik ist einzigartig. Es gibt sie nur in der Bioenergetik und sie wird von den meisten sehr genossen. Wir benützen sie in Therapiesitzungen zur Entspannung der Rückenmuskeln und zum Wecken einer tiefen Atmung. Jemand mit Rückenproblemen sollte diese Massage vermeiden. Auch sollte derjenige, der auf dem Rücken läuft, nicht zu schwer sein.

Einer liegt auf dem Bauch auf einer Matratze oder auf dem Bett, die Beine locker ausgestreckt. Derjenige, der auf dem Rücken läuft, ist barfuß, siehe Abb. 66.

Stellen Sie einen Fuß quer über die Taille, den anderen über die Pobacken. Sagen Sie Ihrem Partner, daß er hörbar atmen soll. Mit der Ausatmung legen Sie Ihr Gewicht auf den Fuß an der Taille, mit der

Einatmung auf den Fuß auf den Pobacken. Tun Sie das ungefähr eine Minute lang. Halten Sie sich irgendwo fest und stellen Sie einen Fuß in Höhe der Schulterblätter, und den anderen unterhalb der Taille. Wieder verlagern Sie Ihr Gewicht so, daß der Hauptdruck während der Ausatmung auf dem unteren Rücken ist. Tun Sie das wieder ungefähr eine Minute lang. Wenn es Ihr Partner aushalten kann, stellen Sie sich mit beiden Füßen quer über die Schulterblätter. Sagen Sie ihm, daß er sich entspannen und nicht gegen das Gewicht angehen soll, dann wird er merken, daß er auch unter dem Gewicht ziemlich gut atmen kann. Laufen Sie den Rücken in sehr kleinen Schritten hinunter, während der Partner sich entspannt und Ihrem Gewicht nachgibt. Sie beenden den

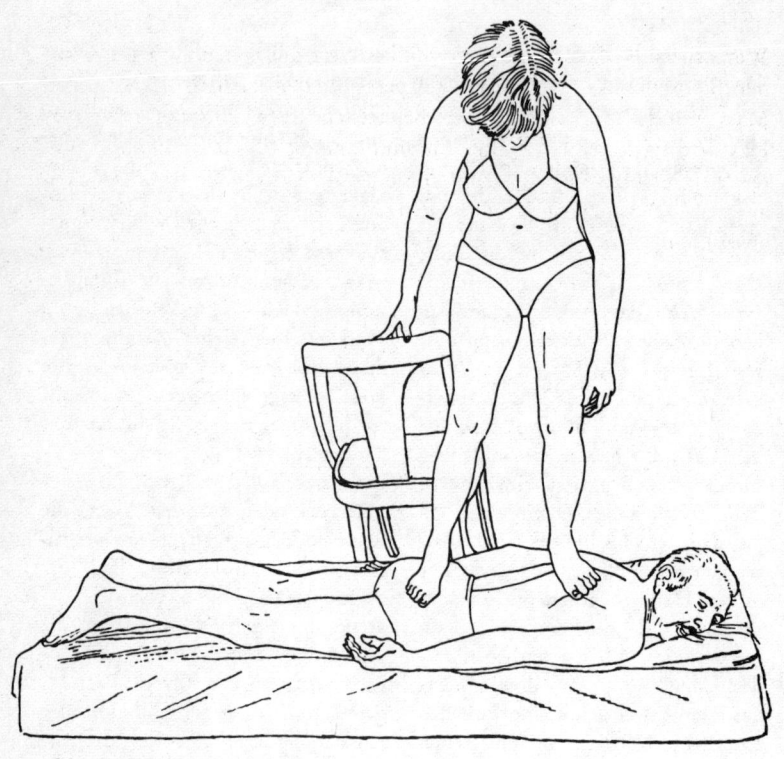

Abb. 66 Rückenspaziergang

Spaziergang, wenn Sie auf den Pobacken angekommen sind. Stellen Sie sich auf die Pobacken, parallel zur Wirbelsäule. Halten Sie sich fest und hüpfen Sie in den Knien rhythmisch auf und ab. Das schüttelt das Becken locker und läßt den Atem tiefer eindringen.
- Waren Sie sich des Atmens Ihres Partners während des Ganges bewußt? Es kommt nie zu einer unzumutbaren Belastung, solang er mit Ihren Bewegungen atmen kann.
- Fühlt sich Ihr Partner nach dieser Prozedur entspannter?
- Konnten Sie die Verspannungen im Rücken des Partners fühlen?

Mit einiger Praxis können Sie in dieser Art Rückenmassage sehr gut werden. Sie werden sehen, daß sie dann sehr gefragt ist.

Wenn Sie sich mit den Masagetechniken vertraut gemacht haben, können Sie andere Gegenden des Körpers mit einbeziehen. Z. B. ist das Massieren der Unter- und Oberschenkel sehr angenehm und geschätzt. Das Wichtigste dabei ist Ihre Empfindsamkeit für den Partner. Fühlen Sie seinen Körper und spüren Sie heraus, welche Bewegungen ihm am wohlsten tun. Je angenehmer eine Massage ist, desto mehr kann sie ausrichten.

III
Aufbau eines regelmäßigen Stundenplanes

13. Übungen zu Hause

Im Kapitel 7 gaben wir Ihnen einige Ratschläge, wie Sie diese Übungen allein und zu Hause machen können. Hier nun Vorschläge, welche dafür am besten geeignet sind und Ihnen helfen, sich in gute Form zu bringen. Nehmen wir an, daß Sie nur für eine Übung täglich Zeit haben. Dann schlagen wir vor, daß Sie die Übung 1 machen. Das ist die Übung, in der Sie sich nach vorn bücken und den Fußboden mit den Fingerspitzen berühren. Die Knie sind leicht gebeugt und Ihr Gewicht ruht auf den Fußballen. Diese Übung soll die Vibration in den Beinen wecken. Wenn die Beine vibrieren, werden Sie leichter und tiefer atmen können. Aber ob Sie nun vibrieren oder nicht, auf jeden Fall macht diese Übung Ihnen die Beine bewußter und Sie fühlen sich besser geerdet. Es ist eine ausgezeichnete Ein-bis-zwei-Minuten-Übung zum Tagesanfang, aber sie kann auch zu jeder anderen Zeit gemacht werden, wenn Sie das Bedürfnis haben, sich zu entspannen.
Wenn Sie zwei Übungen machen möchten, machen Sie zusätzlich die Übung 4, den Bogen. Fangen Sie mit dem Bogen an, bleiben Sie darin ungefähr eine Minute und atmen Sie in den Bauch. Anschließend machen Sie die Übung 1, um die Beine ins Vibrieren zu bringen. Das wird Ihnen viel eher gelingen, wenn Sie vorher den Bogen gemacht haben. Jüngeren Menschen fällt das normalerweise nicht schwer. Für ältere ist es schwieriger, weil die Beine mit dem Alter steifer geworden sind. Viele sind auch morgens nach dem Aufstehen steifer als später, wenn sie sich schon bewegt haben. Wenn Sie zu diesen gehören, schlagen wir Ihnen nach den ersten beiden die Übung 19 vor. Dabei verlagern Sie Ihr Gewicht auf ein Bein, bei voll gebeugtem Knie. Bleiben Sie mit Ihrem Gewicht solange auf dem Fuß, bis die Haltung zu unbequem wird. Dann verlagern Sie sich auf das andere Bein. Tun Sie das zweimal hintereinander und Sie werden merken, daß sich Ihre Beine lebendiger fühlen und Ihr Schwerkraftmittelpunkt sich nach unten verlagert hat. Sie fühlen sich dem Boden näher.

Machen Sie diese einfachen Übungen nicht mechanisch. Lesen Sie die Beschreibungen und achten Sie auf die Fragen und Kommentare nach jeder Übung. Sie machen diese Übungen, um in besseren Kontakt mit dem Körper zu kommen; das erfordert, daß Sie bewußt auf das Geschehen in Ihrem Körper achten. Sie wollen auch den Atem verbessern; deshalb ist es wichtig, daß Sie diese Funktion bewußt wahrnehmen.
Wenn Sie regelmäßig mehr als diese drei einfachen Übungen, am besten morgens machen, werden Sie mit einem besseren Selbstgefühl und mehr Energie den Tag beginnen. Danach haben Sie die freie Wahl, und Sie sollten sich von Ihrem Gefühl, Ihrem Bedürfnis und der Zeit leiten lassen. Vielleicht möchten Sie als regelmäßige Morgenroutine Ihren Oberkörper lockern. Nehmen Sie eine der Übungen, die dafür angeboten sind, und fügen Sie sie Ihrem Repertoire hinzu. Sie brauchen nicht jedesmal das gleiche zu machen. Wenn Sie sich mit diesen Übungen vertraut gemacht haben, machen Sie die, die Ihren besonderen Wünschen entsprechen.
Die meisten Menschen haben eine Menge Verspannungen im Rücken. Vielleicht sind Sie sich einer Steifheit und Unbeweglichkeit bewußt oder Sie fühlen sich wie »belastet«. Für diese Schwierigkeiten ist der bioenergetische Hocker sehr hilfreich. Wir empfehlen ihn überhaupt allen, die in bioenergetischer Therapie sind.
Versuchen Sie die erste Übung aus der Serie mit dem bioenergetschen Hocker. Wenn diese Übungen neu für Sie sind, stellen Sie ihn aus Sicherheitsgründen an ein Bett. Gehen Sie vorsichtig mit sich um, bis Sie durch die nötige Praxis Sicherheit gewonnen haben. Vergessen Sie nach der Arbeit mit dem bioenergetischen Hocker nicht, sich nach vorn zu bücken, um die Vibrationen kommen zu lassen. Vielleicht sind Sie aber jung, athletisch und in guter körperlicher Form. Sie sind hauptsächlich daran interessiert, wieviel lebendiger Sie sich noch in Ihrem Körper fühlen können. Sie können alle die Übungen mit dem bioenergetischen Hocker versuchen, vorausgesetzt, daß Sie nicht beweisen wollen, daß Sie dafür gar kein Bedürfnis haben. Niemand in unserer Kultur ist frei von Verspannungen. Da diese Übungen dazu dienen, Verspannungen zu lösen, werden sie auch bei Ihnen ihre Wirkung haben. Wenn Sie am Anfang zu stürmisch darangehen, enden Sie vielleicht mit

Muskelkater und Schmerzen. Seien sie vorsichtig und gehen Sie langsam vor. Wenn Sie mit dem Geschehen in Ihrem Körper in Kontakt bleiben, ist keine der Übungen gefährlich. Mit Übung können ältere Leute sie genauso gut machen, wie jüngere. Die meisten Menschen haben ein Bedürfnis nach besserem Selbstausdruck. Zwei der Übungen aus dem 9. Kapitel Expressive Übungen können zu Hause mit gutem Erfolg gemacht werden. Das eine ist die Tretübung, die andere das Schlagen des Bettes. Diese Übungen helfen Ihnen, Aggression und Selbstsicherheit zu entwickeln, und viele brauchen gerade eine Förderung dieser Qualitäten. Wir empfehlen diese Übungen unseren Patienten als Hausarbeit und machen sie auch selber. Wenn Sie Zeit haben, sollten Sie sie in Ihre Übungen zu Hause einbeziehen. Lesen Sie die Beschreibungen und Kommentare bei diesen Übungen besonders sorgfältig.

Die sexuellen Übungen werden Ihre sexuellen Probleme nicht lösen. Dennoch werden sie viel dazu beitragen, Ihre sexuellen Gefühle und Ihr Lustleben zu verstärken. Sie können irgendeine davon nehmen und Ihrem Repertoire zufügen, aber machen Sie sie erst, nachdem Sie die vorbereitenden Übungen, die wir hier empfehlen, gemacht haben. Sinn und Erfolg des Übens liegt an Ihnen. Die Zeit und Energie, die Sie in Ihren Körper stecken, ist die bestmögliche Anlage. Sie zahlen sich an Gesundheit und Lebensfreude aus, die wertvoller sind als Geld oder Macht. Sie investieren wirklich in sich selbst, da Sie Ihr Körper sind und Ihr Körper Sie. Wir benützen das Wort »Übung«, um zu beschreiben, wie man mit seinem eigenen Körper arbeitet, um ihn lebendiger zu erhalten oder zu machen. Aber »Übung« ist eine falsche Bezeichnung für diesen bioenergetischen Prozeß. Was Sie wirklich tun, ist, für sich zu sorgen. Das beinhaltet ein Interessiertsein, ein Fühlen und ein zärtliches Erspüren. Trainieren Sie Ihren Körper nicht, als sei er eine Maschine oder ein Pferd. Seien Sie Ihr Körper in seinen Bewegungen, Handlungen und Ausdrücken. Das ist, worum es sich in diesem Buch handelt.

14. Eine Übungsgruppe

Die Übungen in einer Gruppe zu machen ist vergnüglicher und daher leichter als allein zu Hause. Da diese Übungen so unglaublich hilfreich sind, haben wir Gruppen organisiert und ermutigen unsere Patienten an ihnen teilzunehmen. Sie wurden so gut angenommen, daß wir gern überall, wo bioenergetische Therapie gegeben wird, solche Gruppen anbieten würden. Eine Gruppe hat zwischen vier und zwanzig Mitgliedern und sollte einen Leiter haben. Der Leiter sollte ein ursprüngliches Interesse für Menschen und selber Spaß an den Übungen haben. Auch, weil seine Einstellung von den Mitgliedern angenommen wird. Er oder sie sollte auch ein ausgebautes Wissen über und Erfahrung in Bioenergetik haben. Der Leiter hat zwei Rollen: die Mitglieder richtig anzuleiten und für jeden die Bedeutung der körperlichen Erfahrung zu interpretieren. Die andere Funktion ist, die Belastungstoleranz jedes Mitgliedes ungefähr einzuschätzen. Wenn die Belastung zu groß erscheint, sollte das Mitglied darauf hingewiesen werden, nachzulassen. Denn durch unbedingtes Wollen und sich Zwingen erreicht man nichts. Unser Ziel ist nicht Leistung, sondern Fühlen.
Da die Übungen auf Fühlen hinauswollen, ist es nicht selten, daß spontan Emotionen aufbrechen. Es kann vorkommen, daß eins der Mitglieder plötzlich in Tränen und Schluchzen ausbricht. Gelegentlich wird jemand von den neuen Körperempfindungen überwältigt. Da sollte der Leiter Mitgefühl zeigen und in Kontakt mit dem Geschehen bleiben. Vielleicht genügt ein »Es ist gut, überlaß Dich Deinem Gefühl und laß es heraus«. Falls der andere beunruhigt und verwirrt ist, kann er hingehen und mit ihm reden. Wenn es nicht eine Therapiegruppe ist, raten wir allerdings davon ab, zu versuchen, die Gründe für das emotionale Aufbrechen herauszuarbeiten. Das würde von den Übungen wegleiten und die anderen Mitglieder zu kurz kommen lassen.
Es versteht sich von selbst, daß der Leiter an den Übungen ebenso teilnimmt, wie er sie leitet. Indem er die Übungen selber macht, setzt

der Leiter ein Beispiel. Gleichzeitig muß er die anderen Mitglieder der Gruppe beobachten, um ihnen helfen zu können, das Bestmögliche aus den verschiedenen Haltungen zu gewinnen. Man kann sich nicht selbst sehen und so kommt es häufig vor, daß jemand annimmt, er sei in der richtigen Haltung, obwohl es gar nicht der Fall ist. Und nur durch die ausbalancierte Haltung kann man das Durchströmtwerden von Kopf bis Fuß spüren.
Der Leiter sollte den Zweck jeder Übung und das generelle Ziel von Körperarbeit klar machen. Bioenergetische Übungen unterscheiden sich von anderen darin, daß sie dem Übenden helfen, das Schwerkraftzentrum nach unten zu bringen, und dem Körper nachzugeben, anstatt starke Muskeln aufzubauen. Die Übungen, speziell die Belastungshaltungen, lassen Sie Verspannungen und Steifheiten aufgeben. Das Ergebnis ist, daß Sie zwar körperlich ein bißchen müde und träge sind, aber innerlich pulsierend, angeregt und belebt nach Hause gehen. Am Ende einer typischen Übungsgruppe sollte der Atem des Teilnehmers ruhiger und gleichmäßiger sein, er sollte eine frischere Farbe und glänzendere Augen haben. Das gleiche gilt für den Leiter. Jeder sollte sich mehr eins mit sich und besser geerdet fühlen.
Bevor Sie mit einer Gruppe anfangen, sollten Sie sich untersuchen lassen, wenn Sie nicht regelmäßig zum Arzt gehen. Nicht daß wir meinen, daß die Übungen dieses Handbuches, wenn sie richtig ausgeführt werden, irgendeine Gefahr in sich bergen. Aber es wäre dumm, die nötige Vorsicht zu vernachlässigen. Der Leiter sollte ebenfalls aufmerksam auf emotionale Schwächen bei den Mitgliedern achten. So kann es sein, daß einige in besondere Gruppen gehen sollten, wo das Hauptgewicht auf ich-stärkenden Übungen liegt.
Tragen Sie für die Übungen die passende Kleidung. Der Körper sollte möglichst frei sein. So sind für Frauen Gymnastikanzüge oder Badeanzüge richtig, während Männer Shorts oder Badehosen tragen können. Ein Vorteil solcher Gruppen ist, daß die Mitglieder sich und ihre Bewegungen gegenseitig beobachten können. Es ist leichter, Verspannungen im anderen zu sehen, als sie selbst zu spüren. Man kann dabei unser aller gewöhnliche Spannungen verstehen lernen. Zusätzlich unterstützt uns die Gruppe in unserem Vorsatz, am Körper zu arbeiten und es ermutigt uns, wenn wir sehen, wie der andere sich verbessert.

Am besten ist für die Gruppen, seien sie privat oder in einem Institut, eine gewisse Einheit zwischen den Mitgliedern. Dabei fällt die Identifikation leichter und die Vorbedingung für eine gemeinsame Auswahl der Übungen ist eher gegeben. Wenn Sie z. B. mit einer Gruppe von Krankenhauspatienten arbeiten, liegt es auf der Hand, daß Sie anstelle der anstrengenden und emotional geladenen Übungen diejenigen nehmen, deren Ziel Selbstwahrnehmung ist. Kindergruppen oder Gruppen mit Jugendlichen werden sich sicher von Erwachsenengruppen unterscheiden. Solche Gruppen sind mit gutem Erfolg gemacht worden, aber die Autoren selbst haben keine Erfahrung damit. Ein Zeichen eines guten Leiters einer Bioenergetikgruppe ist, daß er die Übungen den Fähigkeiten und Bedürfnissen der Gruppe anpassen kann.

Die meisten Gruppen sind gemischt, obwohl auch Gruppen mit nur einem Geschlecht einen beachtlichen Wert haben können. In solchen bekommen die Teilnehmer die nötige Anerkennung von Mitgliedern ihres eigenen Geschlechts. Sehr oft erwachsen daraus Qualitäten, die denen einer Therapiegruppe entsprechen. Wo diese Übungen im Rahmen einer Therapiegruppe gemacht werden, erleichtern sie das Öffnen für Gefühle und Kommunikation. Die bioenergetische Arbeit führt zu den Grundlagen des Lebens zurück: Atmen, Bewegung, Fühlen und Ausdruck.

In der Regel werden die Übungen in einer Gruppe wie in diesem Buch angegeben gemacht. Trotzdem ist es wichtig, von Zeit zu Zeit die Übungen etwas zu verändern, um die Langweiligkeit der Routine zu vermeiden. Dabei können Sie auch, im Rahmen der bioenergetischen Grundform, improvisieren. Wir haben nicht alle Übungen, die wir benützen, angegeben und entwickeln ständig neue, um unseren oder den Bedürfnissen unserer Klienten zu folgen. Viele Übungen wurden aus Selbsterfahrung geboren.

Je nach der Stärke der Gruppenmitglieder sollten Sie einige der expressiven Übungen mit einbeziehen. In den Händen eines kompetenten und qualifizierten Leiters sind diese Übungen eine mächtige Hilfe zur Lösung von Verspannungen.

Wenn es die Zeit erlaubt, sollten unserer Meinung nach die Massagetechniken ein integrierter Teil der Übungsgruppen sein. Die meisten haben Spaß daran, sich gegenseitig zu helfen. Der körperliche Kontakt

trägt zur Nähe und zum Einheitsgefühl der Gruppe bei. Manche haben vielleicht Hemmungen, berührt zu werden oder zu berühren. Das sollte vom Leiter wie von den Gruppenmitgliedern respektiert werden. Diese Hemmungen sind in einer Angst begründet, die gewöhnlich nach einiger Zeit und nachdem sie anderen zugeschaut haben, verschwindet.
Das Übungsprogramm für fortgeschrittene Gruppen sollte einige der sexuellen Übungen enthalten. Bevor nicht das Becken aus seinen Verspannungen gelöst und für sexuelle Gefühle geöffnet wurde, kann der Körper nicht zu seiner natürlichen Anmut und Lebendigkeit kommen. Wir haben wiederholt darauf hingewiesen, daß schließlich alle Vibrationen das Becken mit einbeziehen und zu spontanen Beckenbewegungen führen. Pulsierend lebendig sein, heißt auch, sexuell lebendig sein.
Jetzt zum Schluß würden wir gerne ein paar Bemerkungen über die Rolle der Übungen in Ihrem Leben machen. Die Übungen sind nicht zum Spaß da. Üben kann Spaß machen, weil Sie sich hinterher wohl fühlen, aber es ist eine vorbeugende Maßnahme wie Zähne putzen. Wenn Sie den Körper vernachlässigen, müssen Sie mit ernsthaften Konsequenzen rechnen. Die Übungen sind aber, so wertvoll sie auch sind, kein Ersatz für einen gesunden Lebensstil. Um von lebendiger Gesundheit zu sein, muß man sich im Leben wohlfühlen, seine Arbeit befriedigend finden und Vergnügen an persönlichen Beziehungen haben.
Sie haben selbst die Verantwortung, für sich zu sorgen. Sie können nicht in Delikatessen, Alkohol und Tabak schlemmen und von den Übungen erwarten, daß sie Sie bei strahlender Gesundheit halten. Jemand der an seiner Gesundheit interessiert ist, ißt bewußt und nahrhaft. Er versucht genug Schlaf zu bekommen, vermeidet unnötige Belastungen und nimmt sich Zeit zu atmen und sich zu spüren.
Diese Übungen werden Sie hoffentlich in den Stand setzen, in den Situationen des Lebens als Person mehr »da zu sein«, d. h. aus Ihrer Mitte heraus zu handeln. Wir wissen, daß sie Ihnen helfen werden, besser mit den Belastungen des modernen Lebens fertig zu werden. Aber die bioenergetischen Übungen allein sind kein Ersatz für andere wichtige körperliche Betätigungen. Körperbewußtsein sollte Sie für das Bedürfnis nach körperlichen Aktivitäten wach machen. Unter ihnen

ist die einfachste das Spazierengehen, das Laufen um des Vergnügens willen, nicht um irgendwo hin zu gelangen. Die vergnüglichste und belebenste ist nach dem Sex das Tanzen. Schade, daß wir es so wenig tun. Wenn Sie nicht mehr jung und sowieso nicht an Pop-Musik interessiert sind, empfehlen wir Volkstänze. Das Gesündeste, was Sie machen können ist Schwimmen. Dabei sind wir von der Schwerkraft befreit und Atmung und Bewegung sind von allein koordiniert. Das Ziel bioenergetischer Arbeit ist, Ihnen zu helfen, sich auf Vergnügen einzulassen. Lust ist eine Antwort des Körpers. Die Fähigkeit, Lust zu erleben, ist eine Funktion des lebendigen Organismus, d. h. der pulsierenden Lebendigkeit unseres Körpers.

Bioenergetik-Institute

Deutsche Gesellschaft und Österreichische Gesellschaft für
Körperorientierte Psychotherapie (D.O.K.)
c/o Dr. Rainer Frank
Rauchstraße 4
D-8000 München 80

Gesellschaft für Bioenergetische Analyse
c/o Dr. Angela Klopstech
Regerstraße 12
D-4800 Bielefeld 1

Münchner Gesellschaft für Bioenergetische Analyse e.V.
Adelgundenstraße 11/Rbg. IV
D-8000 München 22
Tel. 089/2283981

Norddeutsches Institut für Bioenergetische Analyse
c/o Heiner Steckel
Postfach 1422
D-4973 Vlotho
Tel. 05733/3815

Institut für Bioenergetische Analyse Rheinland e.V.
Postfach 612
D-5100 Aachen

Schweizerische Gesellschaft für Bioenergetische Analyse und Therapie
(S.G.B.A.T.)
R. Szabó
Oberwiler Straße 16
CH-4103 Bottmingen

Stuttgarter Gesellschaft für Bioenergetische Analyse
Postfach 1216
D-6915 Dossenheim

ZIST Penzberg
Zist 3
D-8122 Penzberg
Tel. 08856/5192

ZIST München
Richard-Wagner-Straße 9
D-8000 München 2
Tel. 089/525222

Alexander Lowen

Liebe und Orgasmus

Persönlichkeitsentfaltung durch sexuelle Erfüllung

11356 / DM 14,80 · 415 Seiten

»Der sexuell reife Mensch hat den Mut, sich der Wahrheit seines Körpers zu stellen; infolgedessen respektiert er seine Gefühle und sich selbst. Er respektiert ebenfalls seinen Sexualpartner, Menschen im allgemeinen und das Phänomen des Lebens, in welcher Form es sich auch manifestiert. Seine Selbst-Annahme umfaßt das, was er mit allen Menschen gemeinsam hat: das Leben, die Freiheit und den sexuellen Impuls. Wer sich selbst haßt, haßt seinen Körper und die Körper anderer Leute. Indem der reife Mensch sein Recht auf sexuelles Glück geltend macht, gesteht er anderen das gleiche Recht zu. Er hat das, was ich ein »offenes Herz« nenne. Weil sein Herz offen ist und nicht verschlossen, gibt sich der sexuell reife Mensch denen ganz, die er liebt. Dafür liebt und achtet jeder den Menschen mit einem offenen Herzen. Er ist mit dem Herzen bei seinen Tätigkeiten, und er wird durch ihre Ergebnisse ganz erfüllt und befriedigt. Er ist natürlich orgastisch potent. Ich habe solche Menschen gekannt, und sie haben mein Leben bereichert. Durch sie wird mein Glaube an Menschen gerechtfertigt.«

Alexander Lowen

Goldmann Verlag

Alexander Lowen

Lust

Der Weg zum kreativen Leben

11367 / DM 12,80 · 302 Seiten

»In jedem von uns steckt der Teufel in Gestalt eines Ichs, welches unsere Sehnsüchte zu erfüllen verspricht unter der Bedingung, daß wir uns seinem Machthunger unterwerfen. In der Herrschaft des Ichs über die Persönlichkeit liegt eine teuflische Verkehrung der menschlichen Natur. Das Ich sollte niemals über den Körper herrschen, sondern sein treuer und gehorsamster Diener sein. Im Gegensatz zum Ich verlangt der Körper nach Lust und nicht nach Macht. Körperliche Lust ist die Quelle, der all unsere guten Gefühle und unsere guten Gedanken entstammen.
Ist die körperliche Lust eines Menschen erst zerstört, so wird er zu einem frustrierten, wut- und haßerfüllten Menschen. Sein Denken wird verquer, er verliert sein schöpferisches Potential, und er entwickelt selbstzerstörerische Einstellungen. Lust ist die schöpferische Kraft in unserem Leben, als einzige stark genug, dem zerstörerischen Potential der Macht zu widerstehen. Viele glauben, diese Rolle komme der Liebe zu. Aber wenn Liebe mehr sein soll als nur ein Wort, muß sie im Lusterlebnis wurzeln. Ich zeige in diesem Buch, wie das Erleben von Lust oder Schmerz unsere Emotionen, unser Denken und Verhalten bestimmt. Ich spreche über die Psychologie und die Biologie der Lust und frage nach deren Ursprüngen im Körper, in der Natur und im Kosmos.«

Alexander Lowen

Goldmann Verlag

Alexander Lowen

Angst vor dem Leben

Über den Ursprung seelischen Leidens
und den Weg zu einem reicheren Dasein

11477 / DM 14,80 · 288 Seiten

»Das menschliche Leben ist voller Widersprüche. Es ist ein Zeichen der Weisheit, diese Widersprüche zu erkennen und anzunehmen. Zwar mag es wie ein Widerspruch erscheinen, wenn man sagt, das Annehmen des eigenen Schicksals führe zur Veränderung eben dieses Schicksals, aber es ist wahr. Wenn man aufhört, gegen das Schicksal anzukämpfen, verliert man seine Neurose (den inneren Konflikt) und findet Seelenfrieden. Die Folge ist eine andere Einstellung (keine Angst vor dem Leben), die sich in einem anderen Charakter ausdrückt und mit einem anderen Schicksal verbunden ist. Ein solcher Mensch hat den Mut, zu leben und zu sterben, und er kennt die Erfüllung des Lebens. So geht die Geschichte von Ödipus zu Ende, die Geschichte der Gestalt, deren Namen das ausschlaggebende Problem in der Persönlichkeit des heutigen Menschen bezeichnet.«

Alexander Lowen

Goldmann Verlag

Weitere empfehlenswerte Bücher

George Downing
Partnermassage
10742 / DM 9,80

George Downing
Massage und Meditation
10460 / DM 9,80

Mariann Kjellrup
Bewußt mit dem Körper leben
Eutonie: Durch Spannungsabbau zu
Harmonie und Wohlbefinden
10304 / DM 9,80

Rolf D. Koll
Grundkurs Bioenergetik
Theorie und Praxis der Selbstbefreiung
Mit über 100 praktischen Übungen
10447 / DM 14,80

Ina Odira Koosaka
Sanfte Massagen zu zweit
10473 / DM 9,80

Hiltrud Lodes
Atme richtig
Der Schlüssel zu Gesundheit und Ausgeglichenheit
10305 / DM 10,80

Goldmann Verlag

Weitere empfehlenswerte Bücher

Klaus Moegling (Hg.)
Sanfte Massagen
Akupressur, Yin-Yang-Massage, Polarity, Eutonie,
Esalen-Massage, Rolfing, Tantsu, Kum Nye,
Lockerungs- und Entspannungsmassagen
10412 / DM 12,80

Barbara und Klaus Moegling
Sanfte Körpererfahrung
Für dich selbst und zwischen uns
13541 / DM 12,80

Mosche Paul Oppenheimer
Dehnübungen – Die Oppenheimer-Methode
Band I: Einzelübungen
10395 / DM 9,80

Band II: Partnerübungen
10462 / DM 9,80

Peter Schwind
Alles im Lot: Rolfing
Der Weg zu körperlichem und seelischem Gleichgewicht
10302 / DM 9,80

Marietta Till
Die Heilkraft des Atems
50 Atemübungen für Körper, Geist und Seele
10432 / DM 9,80

Goldmann Verlag

Goldmann
Taschenbücher

Allgemeine Reihe
Unterhaltung und Literatur
Blitz · Jubelbände · Cartoon
Bücher zu Film und Fernsehen
Großschriftreihe
Ausgewählte Texte
Meisterwerke der Weltliteratur
Klassiker mit Erläuterungen
Werkausgaben
Goldmann Classics (in englischer Sprache)
Rote Krimi
Meisterwerke der Kriminalliteratur
Fantasy · Science Fiction
Ratgeber
Psychologie · Gesundheit · Ernährung · Astrologie
Farbige Ratgeber
Sachbuch
Politik und Gesellschaft
Esoterik · Kulturkritik · New Age

Goldmann Verlag · Neumarkter Str. 18 · 8000 München 80

Bitte
senden Sie
mir das neue
Gesamtverzeichnis.

Name: _____

Straße: _____

PLZ/Ort: _____